本教材获深圳大学教材出版资助

基础护理学技能

主　编　郑旭娟
副主编　张　琰　黄玲玲　李希琳
编　委　（以姓氏笔画为序）
王　群（深圳大学医学部护理学院）
方淇玉（深圳大学医学部护理学院）
叶子文（深圳大学医学部护理学院）
李希琳（深圳大学医学部护理学院）
刘　珂（深圳大学医学部护理学院）
张　琰（深圳大学医学部护理学院）
张　瑶（深圳大学医学部护理学院）
郑旭娟（深圳大学医学部护理学院）
黄玲玲（深圳大学医学部护理学院）

西北大学出版社
·西安·

图书在版编目（CIP）数据

基础护理学技能 / 郑旭娟主编. — 西安 ：西北大学出版社，2021.8

ISBN 978-7-5604-4799-5

Ⅰ. ①基… Ⅱ. ①郑… Ⅲ. ①护理学 Ⅳ. ① R47

中国版本图书馆 CIP 数据核字（2021）第 158763 号

基础护理学技能

主　　编　郑旭娟
出版发行　西北大学出版社
地　　址　西安市太白北路 229 号
邮　　编　710069
电　　话　029-88303310
网　　址　http://nwupress.nwu.edu.cn
E - mail　xdpress@nwu.edu.cn
经　　销　全国新华书店
印　　装　陕西隆昌印刷有限公司
开　　本　720 毫米 ×1020 毫米　1/16
印　　张　13.25
字　　数　220 千字
版　　次　2021 年 8 月第 1 版　2021 年 8 月第 1 次印刷
书　　号　ISBN 978-7-5604-4799-5
定　　价　58.00 元

前　言

基础护理学技能操作是护理专业必修的实践性技能训练课程，是护理专业的主要课程之一。学生通过对本课程的学习和训练，能够强化实际操作能力和评判性思维能力，掌握评估和满足患者各种基本需要所需的基本知识和技能，为今后的专科护理学习及护理职业生涯的发展奠定坚实的基础。本课程的任务是以培养学生良好的职业素质为核心，在整体护理观念的指导下，使学生有效地掌握基础护理操作知识和技能，并能初步运用所学知识和技能为护理对象服务。

本教材涵盖了常见的护理学基础操作技术，共分为二十九章，具体包括：洗手、无菌技术、穿脱隔离衣、铺备用床、铺暂空床、铺麻醉床、卧床患者更换床单位、轮椅运送法、平车运送法、特殊口腔护理、温水拭浴法、生命体征测量、鼻氧管给氧法、经口吸痰法、鼻饲法、一次性导尿术、留取尿标本、留置导尿术、大量不保留灌肠、小量不保留灌肠、保留灌肠、皮内注射法、皮下注射法、肌内注射法、静脉注射法、静脉输液法、静脉输血法、静脉血标本采集法和心肺复苏术。每个章节包括操作目的、常用英文词汇、病例、医嘱单、操作流程（操作前准备、操作步骤）、注意事项、测试题、评价标准几个部分。

本教材的特点主要表现在以下几点。①实用科学：操作规范立足于《基础护理学》本科教材，并充分结合临床实践，科学合理；②注重人文关怀：紧密围绕“以患者为中心”的核心思想，强调实施操作过程中对患者关心、体贴和爱护的意识；③格式结构合理：操作步骤简洁明了、条理清晰，设有笔记栏，可供学生记录课堂笔记；④图文并茂：对操作重点、难点，以实拍图的形式呈现，清晰直观，便于学生掌握；⑤中英文结合：对操作相关的关键词注明其英文释义，提高学生国际化应用能力；⑥质量标准清晰：设置了评价标准，供学生检验自己对知识的综合掌握程度。

本教材不仅可作为全国高等医学院校护理专业学生用书，还可供护理专业教师及广大护理人员学习参考，尤其是可为临床低年资护理人员进一步巩固基础知识、掌握基础技能、规范护理行为提供帮助。

限于编者水平，书中难免存在不妥、疏漏之处，恳请相关专家及广大读者批评指正，并提出意见和建议。

编者

2021.6

目　　录

重点·笔记

第一章　洗　　手

【操作目的】

清除手部皮肤污垢和大部分暂居菌，切断通过手传播感染的途径。

【常用英文词汇】

hand washing 洗手

【操作前准备】

1. 环境评估

确认环境是否清洁、宽敞。

2. 护士准备

衣帽整洁，修剪指甲，除去手表及饰品，卷袖过肘。

3. 用物准备

流动水洗手设施、清洁剂、干手设施。

【操作步骤】

1. 准备

打开水龙头，调节至合适的水流、水温。

2. 湿手

双手充分淋湿。

3. 涂剂

关上水龙头，取适量清洁剂均匀涂抹整个手掌、手背、手指和指缝。

4. 揉搓

按七步洗手法（掌心相对→掌心对手背→交叉指缝→关节→大拇指→五指尖→手腕/腕上10cm，即“内外夹弓大立腕”）清洗手部所有皮肤（图1-1）。

重点·笔记

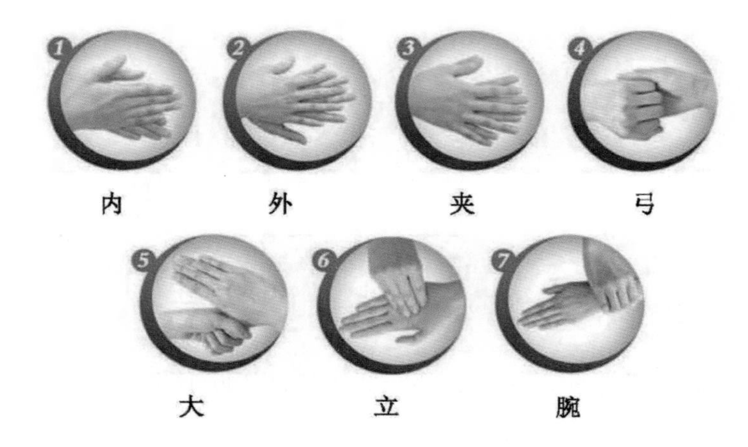

图 1–1　七步洗手法

5. 冲净

打开水龙头，指尖朝下彻底冲净双手。

6. 干手

关闭水龙头，用擦手纸或毛巾擦干双手（干手巾需一人一用一消毒），或用干手机烘干双手。

【注意事项】

1. 明确洗手方法的选择原则。当手部有肉眼可见的污染时，用流动水和清洁剂洗手；若无肉眼可见的污染，可用速干手消毒剂按七步洗手法消毒代替洗手。

2. 遵循洗手流程，揉搓细致到位。

3. 洗手时若为手触式水龙头开关，洗手后要清洁开关等易污染部位。

4. 牢记洗手时机，掌握洗手指征。

重点·笔记

第二章　无菌技术

【操作目的】

1. 防止院内感染。

2. 保证一切无菌治疗和无菌护理操作无污染，保持无菌物品的无菌状态。

【常用英文词汇】

aseptic technique 无菌技术　　aseptic area 无菌区
aseptic supplies 无菌物品　　non-aseptic area 非无菌区
non-aseptic supplies 非无菌物品

【病例】

患者，女，45岁。诊断为急性阑尾炎。术后第2天，医生开具医嘱，予以伤口换药。请你根据医嘱为该患者准备换药所需无菌物品。

【医嘱单】

深圳大学X医院

临 时 医 嘱 单

姓名：[illegible]　性别：女　年龄：45岁　科室：普外科　住院号：202001053　床号：24

起始		医嘱内容	医生签名	护士签名	执行时间	执行者签名
日期	时间					
01-11	08:30	伤口换药　ONCE	[illegible]	[illegible]		

伤口换药需准备无菌盘，包括无菌溶液、无菌弯盘、无菌镊子、无菌纱布、无菌棉球及无菌手套。

【操作前准备】

1. 环境评估

环境清洁、宽敞，30分钟内无人打扫、无扬尘，符合无菌操作要求；操作台平坦、宽敞，擦操作台面。

2. 护士准备

衣帽整洁，修剪指甲，除去手表及饰品，洗手，戴口罩。

重点·笔记

核对无菌物品是否都是无菌状态，是否可用。

3. 用物准备

抹布，快速手消毒液，治疗盘，无菌持物钳，盛放无菌棉球的无菌罐，盛放无菌纱布的无菌罐，无菌储槽（盛有无菌弯盘和镊子），无菌包（内包2块治疗巾），无菌包（内包1个治疗碗），无菌手套，500ml 灭菌注射用水，不锈钢弯盘，安尔碘，棉签，纸笔。将治疗车所备物品（图2–1）合理摆放于操作台面上（图2–2），擦治疗车，治疗盘。

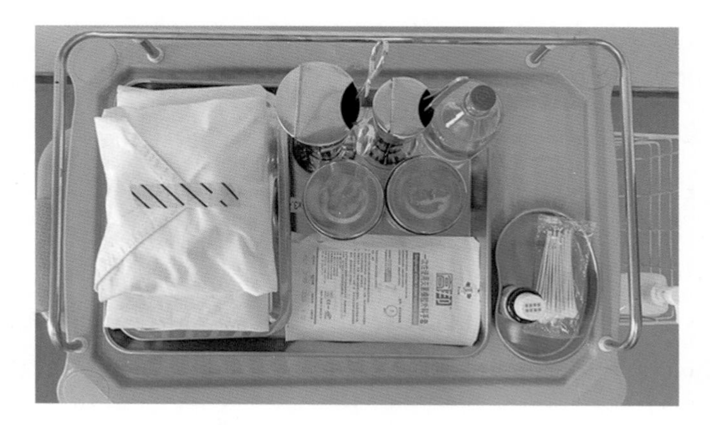

图 2–1 治疗车上的用物准备

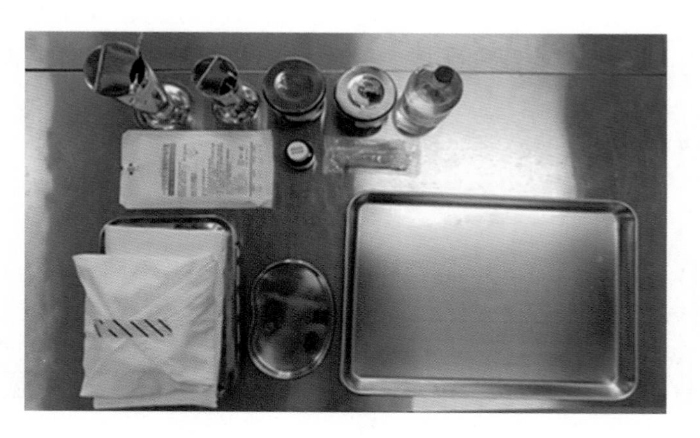

图 2–2 操作台面上的用物放置

【操作步骤】

1. 开无菌包

（1）查对无菌包和无菌持物钳。

（2）打开无菌包。

重点·笔记

（3）用无菌持物钳取出一块治疗巾，放于治疗盘内。

（4）按原折痕包好无菌包。

（5）记录开包时间（包括具体的日期和时间，如 2021-6-1，10am），签全名。

2. 铺无菌盘

（1）捏住无菌治疗巾的 2 个双层边（“N”字边，如图 2-3 中红框标记）打开。

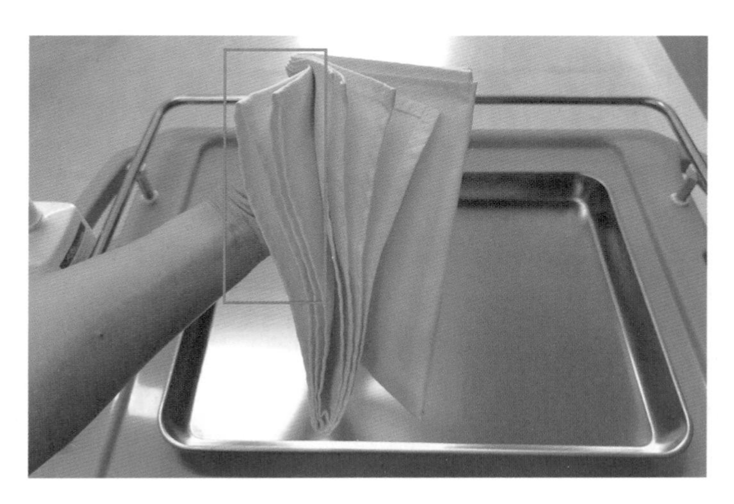

图 2-3　无菌治疗巾的“N”字边

（2）开口于近侧，治疗巾上层边呈扇形，铺无菌盘（图 2-4）。

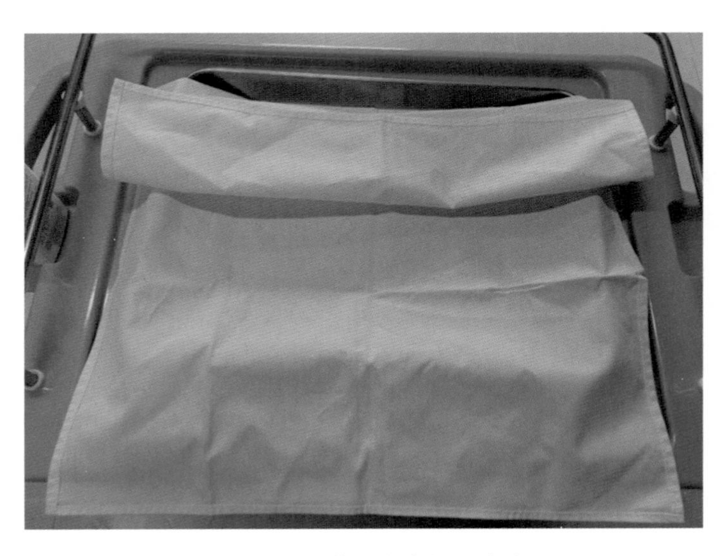

图 2-4　无菌治疗巾打开方式

重点·笔记

3. 取用无菌物品

（1）查对无菌包（1个治疗碗），以一次性取用无菌包内物品的方式，将无菌治疗碗置于无菌盘内。

（2）查对无菌储槽（盛有无菌弯盘和镊子），用无菌持物钳依次夹取无菌弯盘置于无菌盘内，再夹取无菌镊子置于无菌弯盘内。

（3）分别查对盛放无菌棉球和纱布的无菌罐，用无菌持物镊夹取无菌棉球和纱布，放入无菌弯盘内。

4. 倒无菌溶液

（1）查对无菌注射用水。

（2）消毒瓶盖2次。

（3）开瓶塞，冲洗瓶口。

（4）倒取适量溶液于无菌治疗碗内。

（5）盖上瓶盖。

（6）覆盖无菌盘，记录铺盘时间，签全名。

（7）消毒瓶盖，记录开瓶时间，签全名。

5. 戴、脱无菌手套

（1）查对无菌手套。

（2）取出无菌手套，依次戴好两只手套。

（3）调整手套，戴后姿势正确。

（4）脱下无菌手套。

6. 整理用物，洗手，脱口罩

妥善整理用物，无菌物品和非无菌物品要分开放置，医疗垃圾要置于黄色垃圾袋中。按七步洗手法洗手，脱下口罩。

7. 时间要求

无菌技术操作要求8分钟内完成（从开无菌包到戴好手套）。

【注意事项】

1. 准备物品时，注意检查物品的无菌状态，是否可用。

2. 物品在操作台面上要合理放置（图2-2），留足操作空间。

3. 所有无菌物品使用前要查对，无菌物品开启后要做好记录。

4. 操作过程中严格遵循无菌原则，无菌观念要强，不可污染无菌物品或区域，避免跨越无菌区。

【测试题】

1. 下列哪种无菌物品的有效期是4小时（　　）
A. 浸泡在消毒溶液中的无菌持物钳
B. 开启后未用完的无菌溶液
C. 铺好的无菌盘
D. 开启后的无菌包

2. 护士在为患者换药过程中发现无菌手套破损，应如何处理（　　）
A. 用无菌敷料覆盖破损处
B. 用消毒液消毒破损处
C. 用胶布粘贴破损处
D. 立即更换无菌手套

【评价标准】

重点·笔记

无菌操作质量标准

<table>
<tr><th>项目</th><th colspan="2">操作质量标准</th></tr>
<tr><td>评估准备</td><td colspan="2">· 环境清洁、宽敞，满足操作要求
· 治疗盘和操作台干净
· 备物齐全，物品放置合理
· 个人衣帽整洁，修剪指甲
· 除去手部饰物、手表
· 卷袖过肘，洗手，戴口罩</td></tr>
<tr><td rowspan="3">实施</td><td>开无菌包</td><td>· 查对持物钳和无菌包
· 打开无菌包方法正确，未污染无菌面
· 取出1块无菌治疗巾
· 包好剩余物品，不污染包内物品
· 记录开启无菌包时间</td></tr>
<tr><td>铺无菌盘</td><td>· 将无菌治疗巾打开，铺好无菌盘</td></tr>
<tr><td>取无菌物品</td><td>· 查对无菌包、储槽和罐及无菌镊子
· 从无菌包中取出治疗碗1个
· 用无菌持物钳从无菌储槽取出弯盘、镊子、止血钳各1个，镊子、止血钳置于弯盘，不污染储槽和无菌盘
· 用无菌镊子从无菌罐取出纱布和棉球，置于弯盘</td></tr>
</table>

重点·笔记

续表

项目	操作质量标准	
实施	倾倒无菌溶液	·核对检查溶液 ·消毒瓶口 ·开瓶塞，不污染瓶口 ·冲洗瓶口 ·倒适量溶液于治疗碗，不污染、不溅湿无菌盘 ·覆盖无菌盘，记录铺盘时间 ·盖瓶盖，记录开瓶时间
	戴、脱无菌手套	·检查核对手套 ·取手套方法规范，对准左右手 ·戴手套方法规范，不污染无菌面 ·戴好后姿势正确 ·脱手套方法规范
	整理用物	·妥善整理用物，无菌、非无菌物品分开放置 ·医疗垃圾处理妥当
效果评价	·在规定时间内完成操作 ·无菌观念强，不跨越或污染无菌区 / 物品 ·操作熟练、动作轻巧、不遗漏关键步骤 ·应变能力强	

（王　群）

重点·笔记

第三章　穿脱隔离衣

【操作目的】

1. 防止医院内感染，保护患者免受感染。
2. 保护医务人员免受血液、体液和其他感染性物质的感染。

【常用英文词汇】

isolation 隔离　　isolation gown 隔离衣
clean area 清洁区　　contaminated area 污染区
potentially contaminated area 潜在污染区
personal protective equipment 个人保护设备（PPE）

【操作前准备】

1. 环境评估

确定隔离区域，明确隔离衣穿脱和挂放在哪个区域；选择大小、长短合适的隔离衣。

2. 护士准备

衣帽整洁，修剪指甲，除去手表及饰品，卷袖过肘，洗手，戴口罩。

3. 用物准备

快速手消毒液、隔离衣、挂衣架。

【操作步骤】

1. 穿隔离衣

（1）持衣领从衣架上取下隔离衣。

（2）持衣领，依次穿好左右两只手。

（3）系好领扣，系紧两只衣袖口。

（4）打开腰带活结，于背后对齐衣服边缘向一侧对折，使工作服不外露。

重点·笔记

（5）腰带于背后交叉，腰前系一活结。

2. 脱隔离衣

（1）解开腰带，于腰前打一活结。

（2）解开袖口，塞好衣袖。

（3）消毒双手。

（4）解开领口。

（5）脱下两只衣袖。

（6）整理好隔离衣，根据区域选择清洁面或污染面朝外挂在衣钩上。

3. 洗手，脱口罩

按七步洗手法洗手，脱下口罩。

4. 时间要求

穿脱隔离衣操作要求 5 分钟内完成（从拿起隔离衣到挂好隔离衣）。

【注意事项】

1. 隔离衣只能在规定区域内穿脱，应每日更换，潮湿或污染后应立即更换。

2. 隔离观念强，明确污染面、清洁面、清洁区域。

3. 穿脱隔离衣过程中，方法务必规范，全程要避免污染衣领、面部、帽子和清洁面。

4. 消毒手时，不能沾湿隔离衣。

5. 穿好隔离衣后，双臂保持在腰部以上视线范围内，不得进入清洁区，避免接触清洁物品。

【测试题】

1. 下列区域中属于污染区的是（　　）

A. 走廊　　B. 病室

C. 护士站　　D. 值班室

2. 下列对开放性肺结核患者的护理措施，正确的是（　　）

A. 患者的呼吸道分泌物必须消毒后方可丢弃

B. 注意开门、开窗，保证病室内空气流通

C. 患者离开病房不受限制

D. 家属可以随意探视

【评价标准】

穿脱隔离衣操作质量标准

项目		操作质量标准
评估准备		·环境清洁、宽敞，满足操作要求 ·核对隔离衣长短、大小合适 ·备物齐全，物品放置合理 ·个人衣帽整洁；修剪指甲，除去手部饰物、手表 ·卷袖过肘，洗手，戴口罩
实施	穿隔离衣	·手持衣领，取下隔离衣 ·持衣领，穿好两手，不污染衣领 ·系好领口，不污染面部、帽子 ·系好袖口 ·持衣边边缘对折整齐，手不触及隔离衣内面，工作服不外露 ·系腰带
	脱隔离衣	·解开腰带，系活结 ·解开袖口 ·塞好衣袖：避免污染手臂，洗手时不滑脱 ·消毒手 ·解开领口，不污染面部、帽子 ·脱下衣袖，不污染手或手臂
	整理	·整理好隔离衣，夹衣领，根据区域合理挂衣钩
效果评价		·在规定时间内完成操作 ·操作熟练、符合程序，应变能力强 ·隔离概念明确，清洁面、污染面、清洁区域清晰 ·穿脱隔离衣过程中，不污染衣领、隔离衣内面、面部和帽子 ·严格遵守无菌原则

（王　群）

重点·笔记

若病床的床头或膝下支架抬起，需要提前摇平。

第四章　铺备用床

【操作目的】

保持病室清洁整齐，准备迎接新患者。

【常用英文词汇】

closed bed 备用床
pillow 枕头
quilt 被子
sheet 床单
quilt cover 被套

【病例】

患者，女，42 岁。因高血压收治入院，经治疗病情稳定，上午已经出院。该患者所使用的被服已经送洗，病床、床旁桌、床旁椅等已经用消毒液擦拭完毕。现在请重新铺备用床，准备迎接新患者。

【操作前准备】

1. 环境

清洁、通风，无患者正在治疗或进餐。

2. 病床

病床无损坏，床轮固定。

3. 护士准备

衣帽整洁，修剪指甲，洗手，戴口罩。

4. 用物准备

（1）叠大单（图 4–1，图 4–2）。

（2）叠被套（图 4–3，图 4–4）。

（3）叠棉胎（图 4–5，图 4–6）。

（4）按使用顺序摆放整齐。

由下至上：枕芯、枕套、棉胎、被套、大单（图 4–7）。

重点·笔记

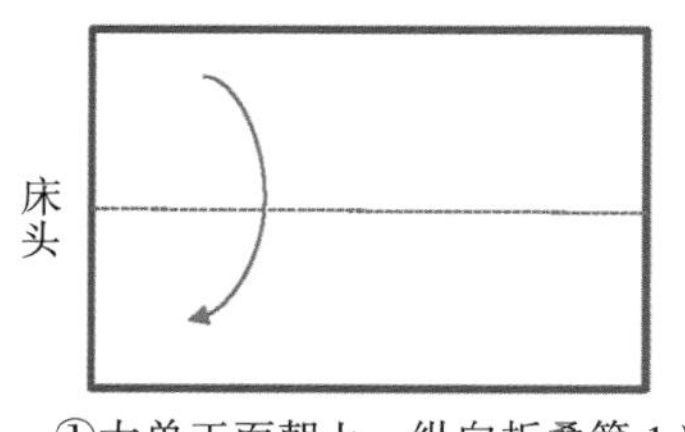

①大单正面朝上，纵向折叠第 1 次

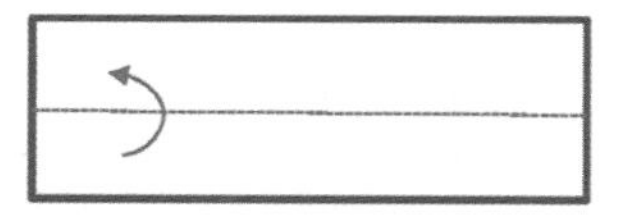

②纵向折叠第 2 次

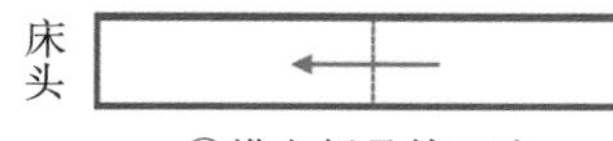

③横向折叠第 1 次

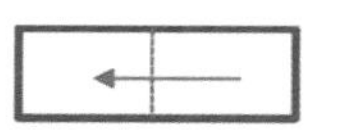

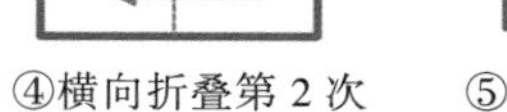

④横向折叠第 2 次

⑤向下对折

图 4-1　大单的叠法

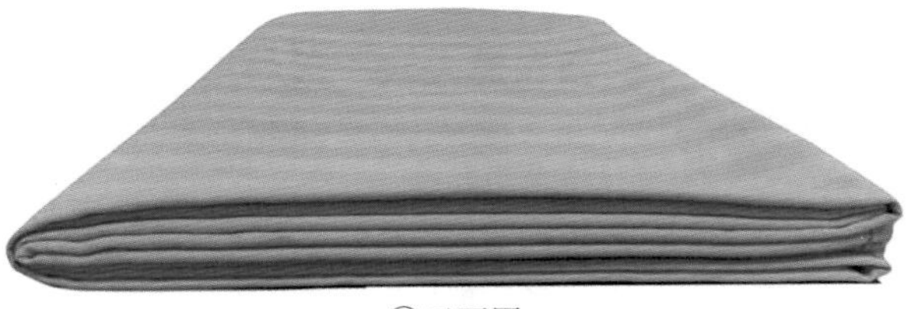

①正面图

②左侧图

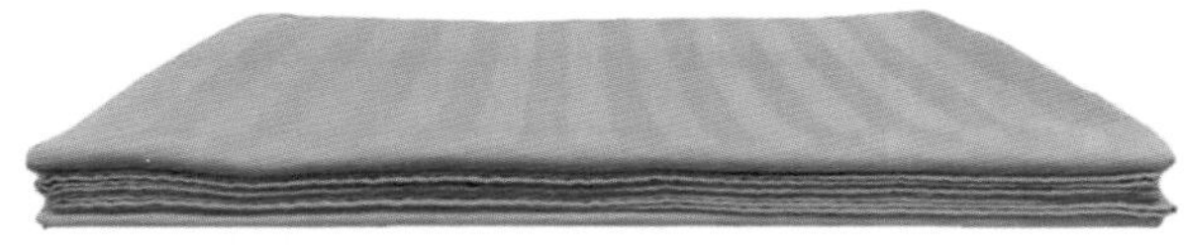

③右侧图

图 4-2　叠好的大单

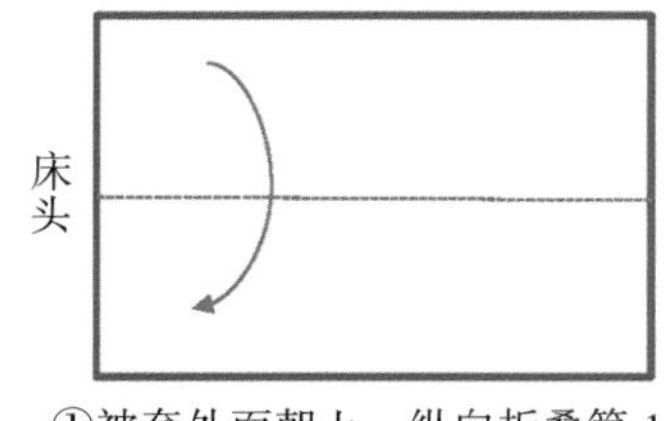

①被套外面朝上，纵向折叠第 1 次

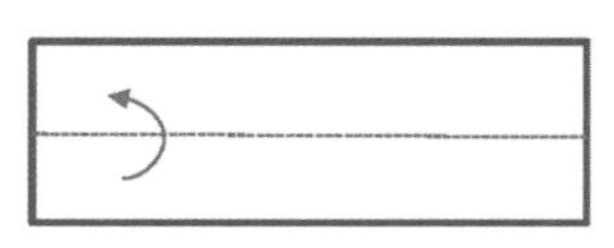

②纵向折叠第 2 次

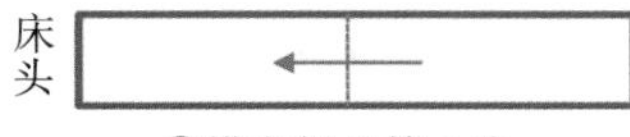

③横向折叠第 1 次

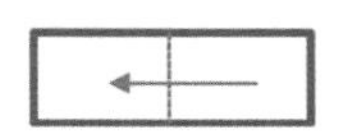

④横向折叠第 2 次

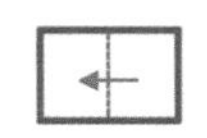

⑤横向折叠第 3 次

图 4-3　被套的叠法

重点·笔记

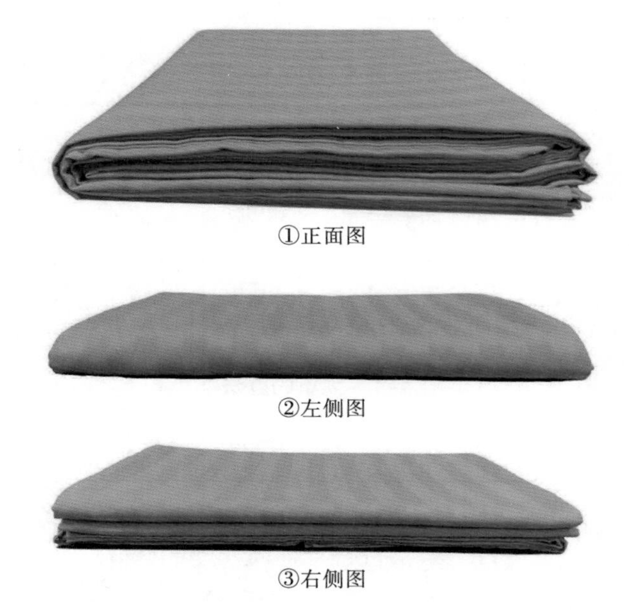
①正面图

②左侧图

③右侧图

图 4-4　叠好的被套

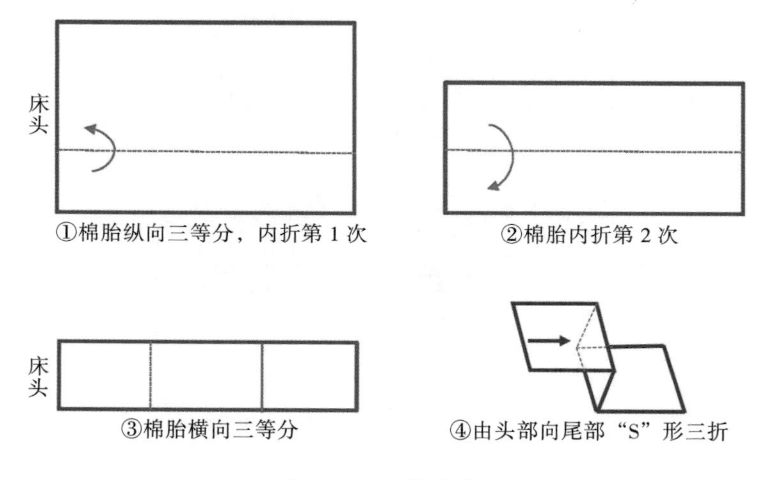

①棉胎纵向三等分，内折第 1 次

②棉胎内折第 2 次

③棉胎横向三等分

④由头部向尾部“S”形三折

图 4-5　棉胎的叠法

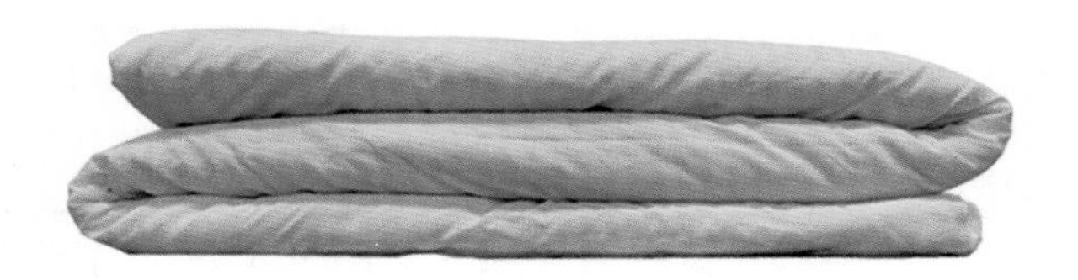
图 4-6　叠好的棉胎

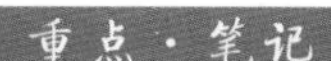

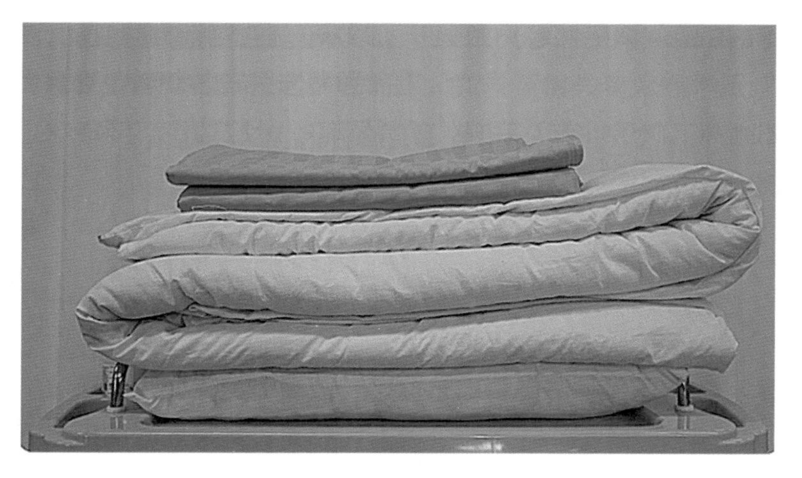

图 4-7　铺备用床用物

【操作步骤】

1. 移桌椅

移开床头桌距床 20cm，移床旁椅放置于床尾。

2. 铺大单

（1）将大单正面向上放于床中间，与床横、纵中线对齐。

（2）由床头至床尾，由近侧至对侧展开。

（3）一手托起床垫一角，一手伸过床头中线将大单折入床垫下。

（4）提起大单边缘使侧面呈等腰直角三角形（图 4-8），沿床缘划线（图 4-9）并平铺于床面。

床垫长时间受压，会产生凹陷，因此必要时需要在铺床前翻转床垫。

大单平、紧，中线对齐，保持床面美观。

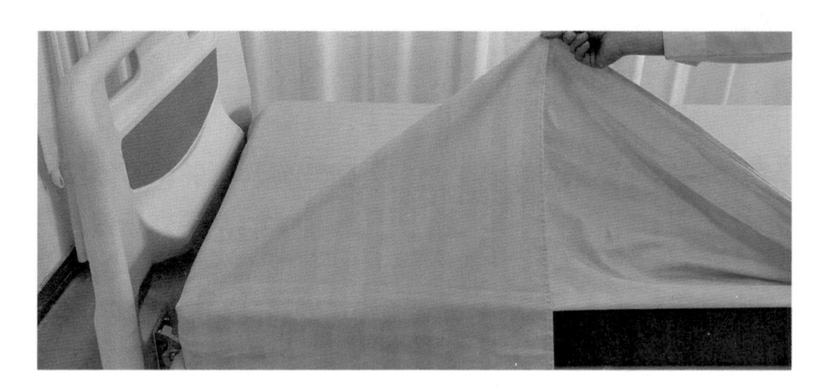

图 4-8　提起大单边缘

重点·笔记

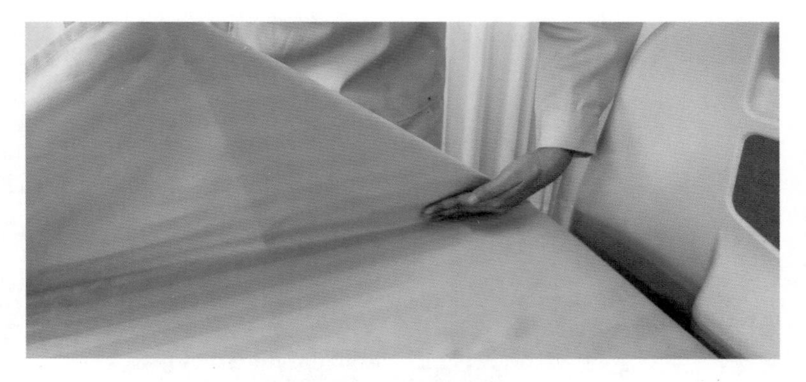

图 4-9　沿床缘划线

（5）将下垂的大单塞于床垫下（图 4-10）。

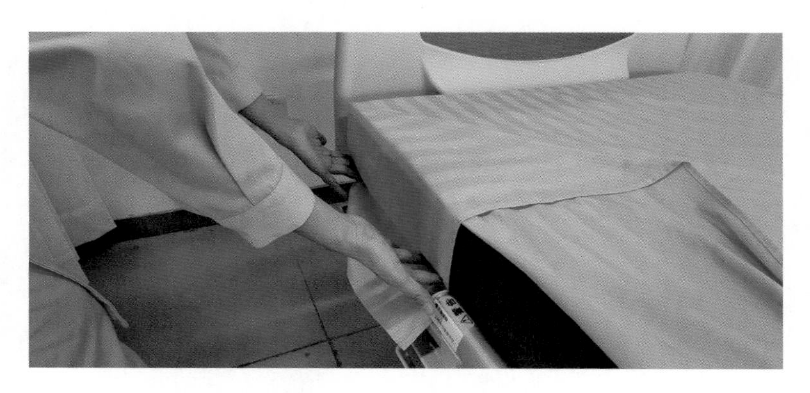

图 4-10　将下垂的大单塞于床垫下（始）

（6）沿床侧缘撑单（图 4-11，图 4-12）。

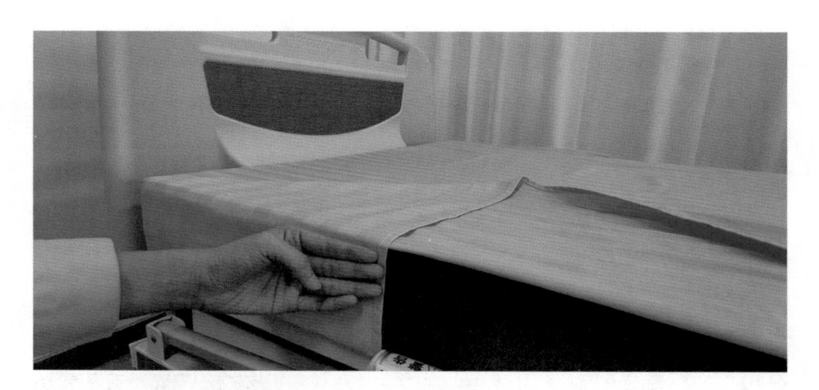

图 4-11　沿床侧缘撑单（始）

重点·笔记

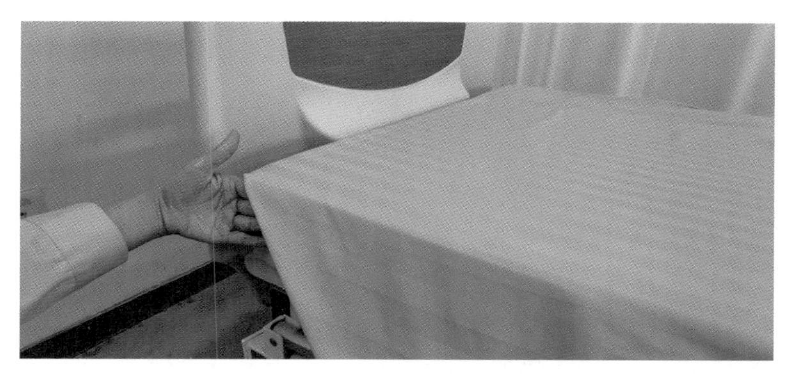

图 4-12　沿床侧缘撑单（终）

（7）将下垂的大单塞于床垫下（图 4-13）。

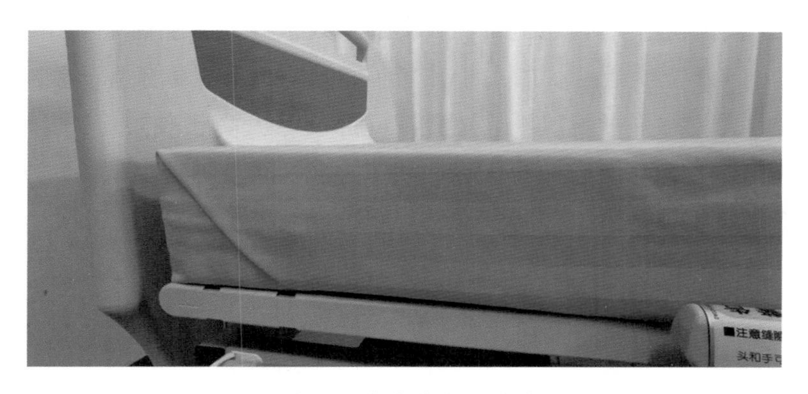

图 4-13　将下垂的大单塞于床垫下（终）

（8）同步骤铺同侧床尾床角。

（9）将床中间的大单塞于床垫下。

（10）对侧同法。

3. 套被套

（1）将被套正面向上，上缘齐床头、右缘齐床中线放置。

（2）将开口端向床尾展平，由近侧至对侧展开。

（3）将被套尾部开口端的上层打开至 1/3 处。

（4）将棉胎放于被套尾端开口处（图 4-14），拉棉胎至被套前端的被头中部。

重点·笔记

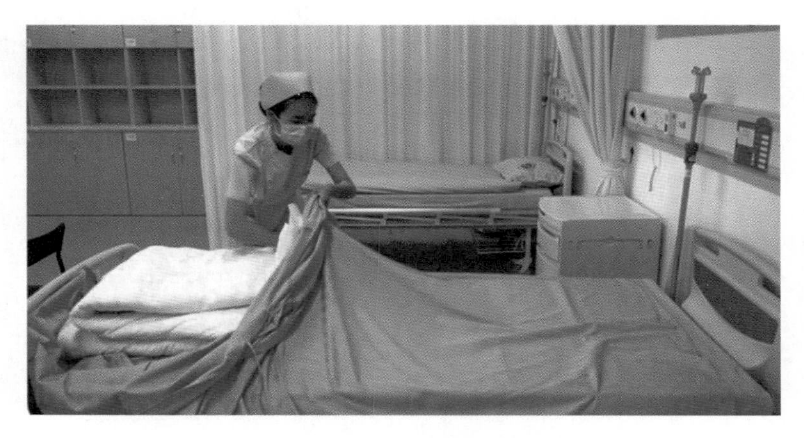

图 4-14　将棉胎放于被套尾端开口处

棉胎上缘、顶角及边缘，应与被套的上缘、顶角及边缘吻合、充实。

（5）充实远侧棉胎角于被套顶角处，展开远侧棉胎。

（6）充实近侧棉胎角于被套顶角处，展开近侧棉胎。

（7）拉平棉胎、平整被套，反折被尾、系带。

（8）将两侧棉被齐床缘内折，被筒上缘距床头 15cm，被尾与床尾平齐内折。

4. 套枕套

（1）将枕芯套上枕套。

（2）将枕头放于床头，开口背门（图 4-15）。

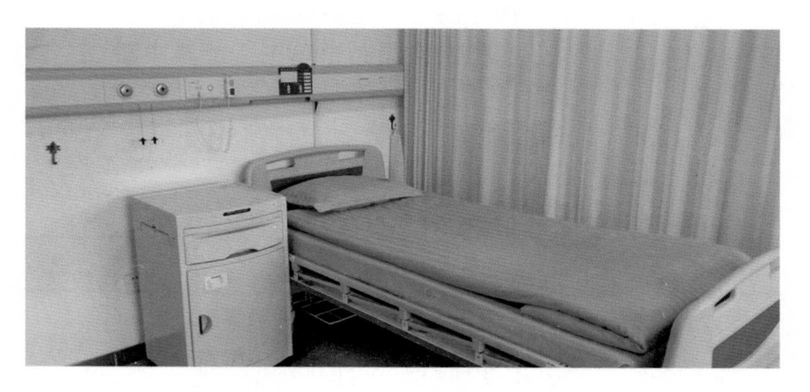

图 4-15　备用床

5. 整理

移回床头桌、床旁椅，洗手，脱口罩。

6. 时间要求

铺备用床操作要求 7 分钟内完成（从移床头桌开始到桌椅归位）。

重点·笔记

【注意事项】

1. 备物齐全，排列合理；动作轻稳，节时省力，姿态规范。

2. 各单中线对齐，做到平、紧、齐，大单四角平整；被头充实、被子平整；枕头平整、角充实，放置正确。

3. 病室及患者的床单位整洁、美观。

【测试题】

以下为某同学铺的备用床（图 4–16），请问存在什么问题？

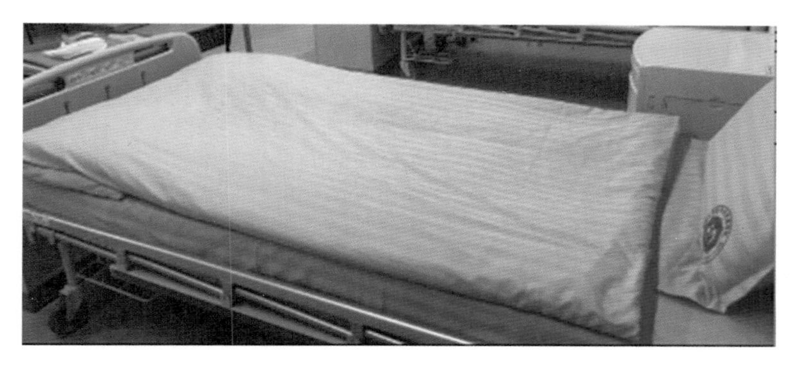

图 4–16　某同学铺的备用床

【评价标准】

铺备用床操作质量标准

项目		操作质量标准
评估		· 评估环境是否清洁、通风，有无患者治疗或进餐 · 评估病床有无损坏，床轮是否固定
准备		· 着装整齐，指甲修剪干净 · 洗手，戴口罩 · 物品折叠方法正确，按使用顺序放置
实施	铺大单	· 移开床头桌距床 20cm、移床旁椅于床尾 · 大单放置正确（与床横、纵中线对齐） · 大单展开正确 · 铺角手法规范、姿势正确 · 铺单顺序正确 · 四角平紧、周正 · 床单平、紧、中线对正

重点·笔记

续表

<table>
<tr><th>项目</th><th colspan="2">操作质量标准</th></tr>
<tr><td rowspan="3">实施</td><td>套被套</td><td>·被套放置正确（正面向上，上缘齐床头、右缘齐床中线放置）
·被套展开正确
·棉胎放置、展开正确
·棉胎、棉被整理平整
·被头距床头 15cm
·两侧及床尾齐床缘平整内折</td></tr>
<tr><td>套枕套</td><td>·枕头四角充实、平整
·枕头放置位置正确，开口背门</td></tr>
<tr><td>整理</td><td>·桌椅归位
·洗手，脱口罩</td></tr>
<tr><td>效果
评价</td><td colspan="2">·在规定时间内完成操作
·姿态正确、动作轻巧、节力统筹
·操作熟练，符合程序
·应变能力强
·不遗漏、不颠倒关键步骤
·床铺平整、美观、实用</td></tr>
</table>

（黄玲玲）

重点·笔记

第五章　铺暂空床

【操作目的】

1. 供新住院患者或暂时离床患者使用。
2. 保持病室清洁整齐。

【常用英文词汇】

unoccupied bed 暂空床　　pillow 枕头
quilt 被子　　sheet 床单
quilt cover 被套

【病例】

患者，男，75 岁。上腹部疼痛 3 年，加剧 2 天。诊断为十二指肠溃疡。患者已经离开病房遵医嘱去胃镜室做检查，请为患者铺暂空床。

【操作前准备】

1. 环境

清洁、通风，无患者正在治疗或进餐。

2. 病床

病床无损坏，床轮固定。

若病床的床头或膝下支架抬起，需要提前摇平。

3. 护士准备

衣帽整洁，修剪指甲，洗手，戴口罩。

4. 用物准备

由下至上：枕芯、枕套、棉胎、被套、大单（图 5-1）。

折叠方法同铺备用床。

重点·笔记

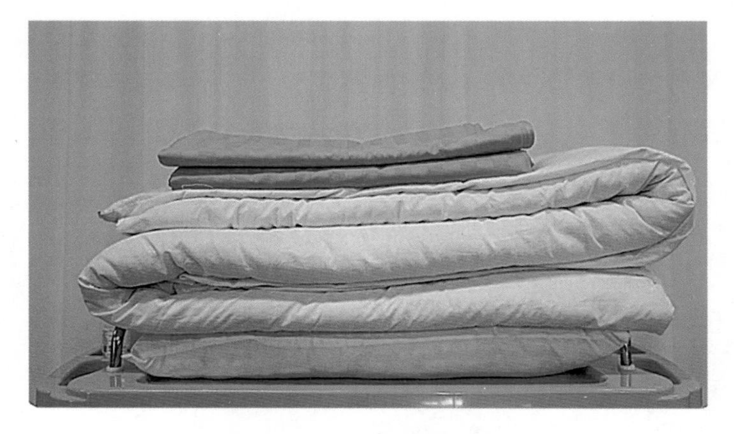

图 5-1 铺暂空床用物

【操作步骤】

1. 移桌椅

移开床头桌距床 20cm，移床旁椅放置于床尾。

2. 铺大单

（1）将大单正面向上放于床中间，与床横、纵中线对齐。

（2）由床头至床尾，由近侧至对侧展开。

（3）一手托起床垫一角，一手伸过床头中线将大单折入床垫下。

（4）提起大单边缘使侧面呈等腰直角三角形，沿床缘划线并平铺于床面。

（5）将位于床头侧方的大单塞于床垫下。

（6）沿床侧缘撑单，将床面大单塞于床垫下。

（7）同步骤铺同侧床尾床角。

（8）将床中间的大单塞于床垫下。

（9）对侧同法。

大单平、紧，中线对齐，四角周正，保持床面美观。

3. 套被套

（1）将被套正面向上，上缘齐床头、右缘齐床中线放置。

（2）开口端向床尾展平，由近侧至对侧展开。

（3）将被套尾部开口端的上层打开至 1/3 处。

（4）将棉胎放于被套尾端开口处，拉棉胎至被套前端被头中部。

（5）充实远侧棉胎角于被套顶角处，展开远侧棉胎。

棉胎上缘、顶角及边缘，应与被套的上缘、顶角及边缘吻合、充实。

（6）充实近侧棉胎角于被套顶角处、展开近侧棉胎。

（7）拉平棉胎、平整被套，反折被尾、系带。

（8）将两侧棉被齐床缘内折，被筒上缘距床头 15cm。

（9）被尾与床尾平齐内折，取棉被上 1/3 处将棉被扇形三折于床尾。

重点·笔记

方便患者上下床活动。

4. 套枕套

将枕芯套上枕套。枕头放置于床头，开口背门（图 5–2）。

5. 整理

移回床头桌、床旁椅，洗手，脱口罩。

6. 时间要求

铺暂空床操作要求 7 分钟内完成（从移床头桌开始到桌椅归位）。

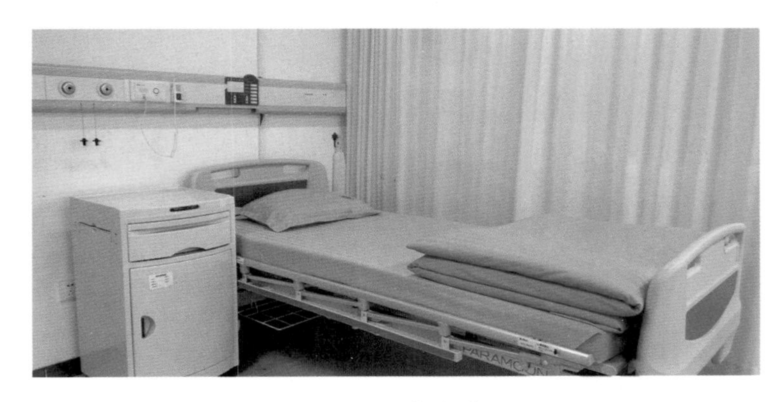

图 5–2　暂空床

【注意事项】

1. 备物齐全，排列合理；动作轻稳，节时省力，姿态规范。

2. 各单中线对齐，做到平、紧、齐，大单四角平整；被头充实、被子平整；枕头平整、角充实，放置正确。

3. 保持病室及患者的床单位整洁、美观。

【测试题】

铺暂空床的目的是（　　）

A. 保持病室整洁，准备患者出院

B. 保持病室整洁，准备迎接新患者

C. 便于接收和管理麻醉后未清醒的患者

D. 供暂时离床活动的患者或新入院的患者使用

E. 保护被褥不被污染

【评价标准】

铺暂空床操作质量标准

<table>
<tr><th>项目</th><th colspan="2">操作质量标准</th></tr>
<tr><td>评估</td><td colspan="2">· 评估环境是否清洁、通风，有无患者治疗或进餐
· 评估病床有无损坏，床轮是否固定</td></tr>
<tr><td>准备</td><td colspan="2">· 着装整齐，指甲修剪干净
· 洗手，戴口罩
· 物品折叠方法正确，按使用顺序放置</td></tr>
<tr><td rowspan="4">实施</td><td>铺大单</td><td>· 移开床头桌距床 20cm，移床旁椅于床尾
· 大单放置正确（与床横、纵中线对齐）
· 大单展开正确
· 铺角手法规范，姿势正确
· 铺单顺序正确
· 四角平紧、周正
· 床单平、紧、中线对正</td></tr>
<tr><td>套被套</td><td>· 被套放置正确（正面向上，上缘齐床头、右缘齐床中线放置）
· 被套展开正确
· 棉胎放置、展开正确
· 棉胎、棉被整理平整
· 被头距床头 15cm
· 两侧及床尾齐床缘平整内折
· 被子三折于床尾</td></tr>
<tr><td>套枕套</td><td>· 枕头四角充实、平整
· 枕头放置位置正确，开口背门</td></tr>
<tr><td>整理</td><td>· 桌椅归位
· 洗手，摘口罩</td></tr>
<tr><td>效果评价</td><td colspan="2">· 在规定时间内完成操作
· 姿态正确、动作轻巧、节力统筹
· 操作熟练，符合程序
· 应变能力强
· 不遗漏、不颠倒关键步骤
· 床铺平整、美观、实用</td></tr>
</table>

（黄玲玲）

重点·笔记

第六章 铺麻醉床

【操作目的】

1. 便于接收和护理麻醉手术的患者。
2. 保证患者安全，预防并发症。
3. 保持被褥不被污染，便于更换。

【常用英文词汇】

anesthetic bed 麻醉床

【病例】

患者，女，65 岁。诊断为胆囊结石。今天上午在全麻下行胆囊切除术。患者已送入手术室，请准备好麻醉床迎接术后患者。

【操作前准备】

1. 患者

核对床号、姓名、诊断、手术部位、麻醉方法。

2. 环境评估

清洁、通风，无患者正在治疗或进餐。

3. 病床及床旁设施

病床无损坏，床轮固定；检查电源、氧气、负压装置是否齐全，备输液架。

4. 护士准备

衣帽整洁，修剪指甲，洗手，戴口罩。

5. 用物准备

（1）床上用物由下至上：枕芯、枕套、棉胎、被套、中单 2 个、橡胶单 2 个、大单。

（2）麻醉护理盘。①治疗巾内（图 6-1）：开口器、舌钳、治疗碗、鼻氧管、一次性无菌吸氮管、压舌板、牙垫、镊子、纱布。

根据手术部位铺橡胶单、中单；全身麻醉患者头部垫橡胶单、中单。

若病床的床头或膝下支架抬起，需要提前摇平。

②治疗巾外（图 6-2）：血压计、手电筒、听诊器、无菌治疗巾、不锈钢弯盘、胶布、棉签、护理记录单、笔等，必要时备热水袋、胃肠减压器，有条件可备急救车、心电监护仪。

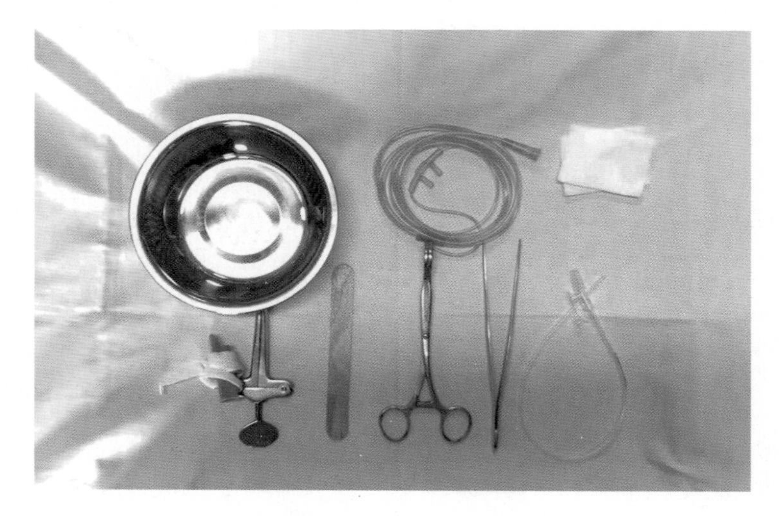

图 6-1　麻醉盘治疗巾内用物

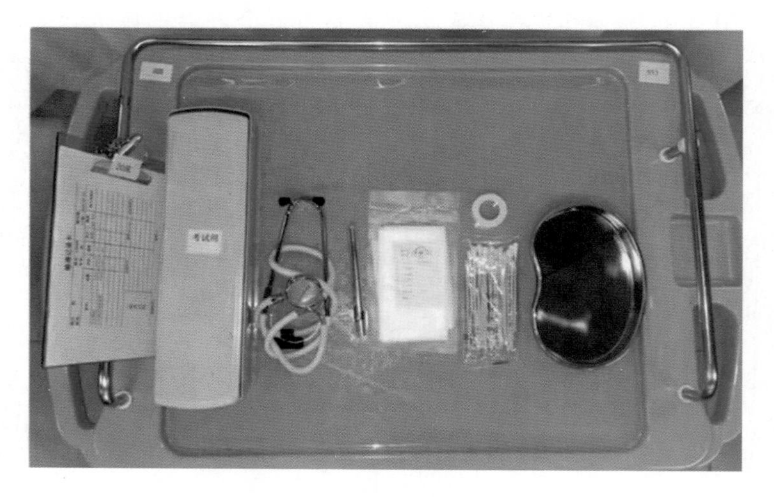

图 6-2　麻醉盘治疗巾外用物

【操作步骤】

1. 移桌椅

移开床头桌距床 20cm，移床旁椅放置于床尾。

2. 铺大单

（1）将大单正面向上放于床中间，与床横、纵中线对齐。

（2）由床头至床尾，铺好近侧床头角、床尾角。

3. 铺近侧橡胶单、中单

（1）距床头 45~50cm 处先铺近侧中段的橡胶单、中单。

（2）铺床头的橡胶单、中单。

（3）分别将近侧橡胶单、中单余下部分塞入床垫下。

4. 铺对侧床头角、床尾角

方法同铺近侧床头角、床尾角。

5. 铺对侧橡胶单、中单

将对侧橡胶单和中单拉平，多余的部分塞于床垫下（图 6-3）。

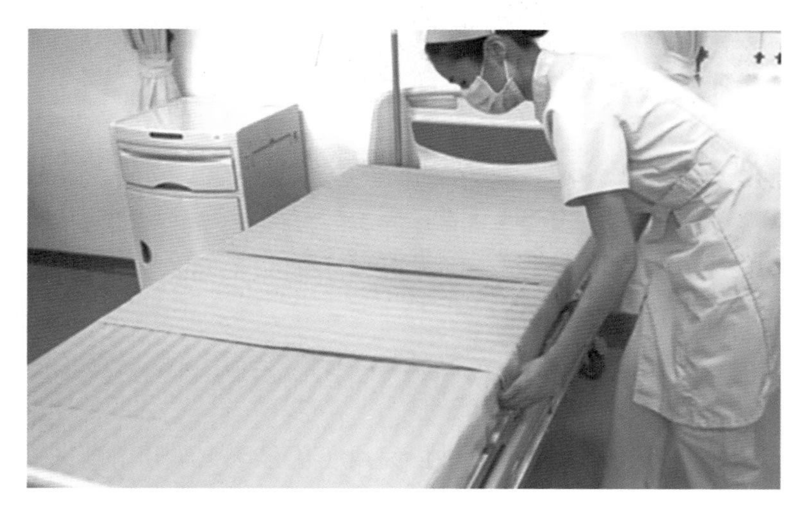

图 6-3　铺对侧橡胶单、中单

6. 套被套

（1）将被套正面向上，上缘齐床头放置。

（2）开口端向床尾展平，由近侧至对侧展开。

（3）将被套尾部开口端的上层打开至 1/3 处。

（4）将棉胎放于被套尾端开口处，拉棉胎至被套前端被头中部。

（5）充实远侧棉胎角于被套顶角处，展开远侧棉胎。

（6）充实近侧棉胎角于被套顶角处，展开近侧棉胎。

（7）拉平棉胎、平整被套，反折被尾、系带。

（8）将两侧棉被齐床缘内折，被筒上缘距床头 15cm。

（9）被尾与床尾平齐内折，将棉被扇形三折于背门一侧，拉上背门一侧床栏。

重点·笔记

便于术后将患者移到床上。

重点·笔记

7. 套枕套

（1）将枕芯套上枕套（图 6–4）。

（2）将枕头横立于床头，开口背门。

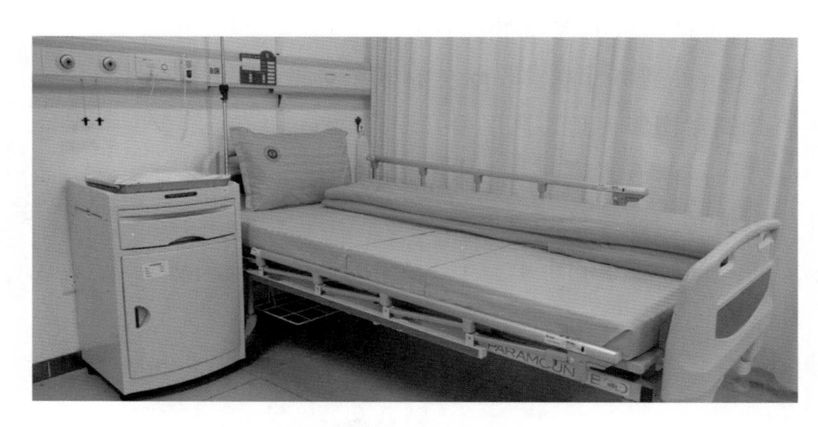

图 6–4　麻醉床

8. 整理

移回床头桌、床旁椅，洗手，脱口罩。

9. 放置抢救用物

将麻醉护理盘放置于床头桌上，其他物品按需要放置。

10. 时间要求

铺麻醉床操作要求 8 分钟内完成（从移床头桌开始到桌椅归位）。

【注意事项】

1. 备物齐全，排列合理，姿态规范。
2. 动作轻稳，节时省力。
3. 各单中线对齐，做到平、紧、齐，大单四角平整。
4. 被头充实、被子平整。
5. 枕头平整、角充实，放置正确。
6. 按病情需要正确铺中单与橡胶单。
7. 保证护理术后患者的用物齐全，使患者能及时得到抢救和护理。

【测试题】

1. 患者，男，45 岁。因颅脑外伤在全身麻醉下行开颅探查术，

术后返回病房。监护室护士应为患者准备的床单位是（　　）

A. 暂空床，橡胶单、中单上缘距床头 30~40cm

B. 麻醉床，根据病情铺橡胶单及中单，中单应遮住橡胶单

C. 备用床，床中部和床上部各加一橡胶单、中单

D. 暂空床，床中部和床尾部各加橡胶单、中单

E. 麻醉床，盖被扇形折叠于靠近门的一侧，开口向里

2. 某患者半小时前在硬膜外麻醉下行胃大部切除术，麻醉床的正确铺法是（　　）

A. 橡胶单和中单铺于床中部和床头

B. 橡胶单和中单铺于床中部和床尾

C. 橡胶单和中单铺于床头和床尾

D. 橡胶单和中单铺于床中部

E. 橡胶单和中单铺于床头

【评价标准】

铺麻醉床操作质量标准

<table>
<tr><th>项目</th><th colspan="2">操作质量标准</th></tr>
<tr><td>评估</td><td colspan="2">· 患者床号、姓名、手术部位、麻醉方式
· 环境是否通风，有无患者治疗或进餐
· 病床是否功能完好，床轮是否固定
· 电源、氧气、负压等是否齐全，是否准备输液架</td></tr>
<tr><td>准备</td><td colspan="2">· 着装整齐，指甲修剪干净
· 洗手，戴口罩
· 物品折叠方法正确，按使用顺序放置</td></tr>
<tr><td rowspan="2">实施</td><td>铺大单</td><td>· 移开床头桌距床 20cm、移床旁椅于床尾
· 大单放置正确（与床横、纵中线对齐）
· 大单展开正确
· 铺角姿势规范、手法正确
· 铺单顺序正确
· 四角平紧、周正
· 床单平、紧、中线对正</td></tr>
<tr><td>铺橡胶单、中单</td><td>· 橡胶单、中单放置位置、打开顺序正确
· 靠床头中单压床中部中单上
· 橡胶单不外露，平紧美观</td></tr>
</table>

重点·笔记

续表

<table>
<tr><th>项目</th><th colspan="2">操作质量标准</th></tr>
<tr><td rowspan="3">实施</td><td>套被套</td><td>·被套放置正确（正面向上，上缘齐床头、右缘齐床中线放置）
·被套展开正确
·棉胎放置、展开正确
·棉胎、棉被整理平整
·被头距床头 15cm
·被子扇形三折于背门一侧，折叠平整</td></tr>
<tr><td>套枕套</td><td>·枕头四角充实、平整
·枕头放置位置正确，开口背门</td></tr>
<tr><td>整理</td><td>·桌椅归位
·麻醉护理盘放在床头桌上
·洗手，脱口罩</td></tr>
<tr><td>效果评价</td><td colspan="2">·在规定时间内完成操作
·姿态正确、动作轻巧、节力统筹
·操作熟练，符合程序
·应变能力强
·不遗漏、不颠倒关键步骤
·床铺平整、美观、实用</td></tr>
</table>

（黄玲玲）

第七章　卧床患者更换床单位

【操作目的】

1. 保持床铺平整、舒适，预防压力性损伤等并发症。
2. 保持病室整洁、美观。

【常用英文词汇】

change an occupied bed 卧床患者更换床单位

【病例】

患者，女，65 岁，退休工人。主诉：寒战、高热，左侧胸痛伴咳铁锈色痰，诊断为肺炎。入院第 2 天测体温 39℃，全身乏力，出汗多，衣服及床单被汗浸湿，请你为其更换床单位。

【操作前准备】

1. 患者

查对：床号、姓名、腕带、床头卡。

评估：患者病情、意识状态，有无活动限制，对更换床单的认知、合作程度，冷暖情况，是否需要排尿。

解释：操作目的，可能出现的不适、配合的方法。

2. 环境

宽敞、明亮，温度适宜；无患者治疗或进餐；必要时关闭门窗、拉窗帘或屏风。

3. 护士准备

衣帽整洁，修剪指甲，洗手，戴口罩。

4. 用物准备

由下至上：枕套、被套、中单、大单；方盘、床刷、床刷套（图 7-1）。

必要时需准备清洁病号服、便盆。

重点·笔记

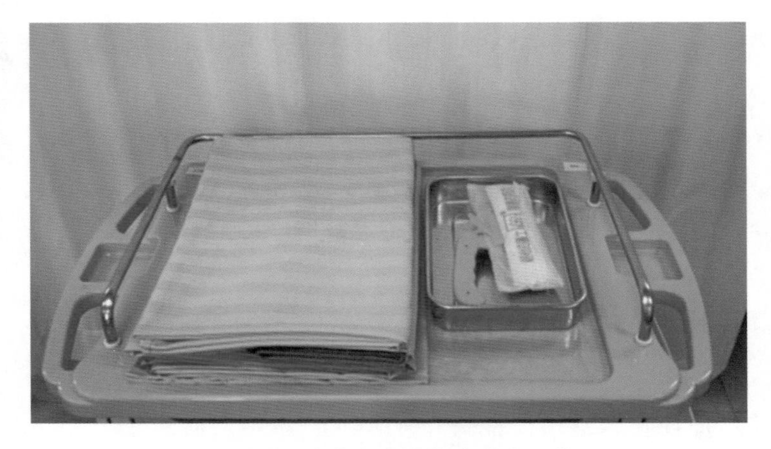

图 7-1　卧床患者更换床单位用物

【操作步骤】

1. 查对

再次核对患者，向患者解释。

2. 洗手，戴口罩

按七步洗手法洗手，戴上口罩。

3. 移桌椅

沟通要点：告知患者更换项目。

移开床头桌距床 20cm，移开床旁椅。

4. 更换近侧大单、中单

拉上对侧床栏，保证患者卧位安全，防止坠床。

（1）松开床尾盖被，拉上对侧床栏。将枕头移至对侧，协助患者侧卧于对侧，观察患者情况。

（2）从床头至床尾松开近侧大单、中单、橡胶单。

（3）将中单污面向内卷塞于患者身下（图 7-2）。

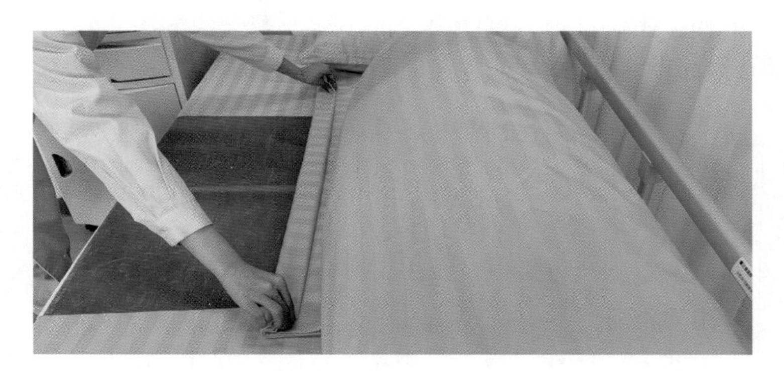

图 7-2　将中单污面向内卷塞于患者身下

（4）清扫橡胶单并搭于患者身上（图 7-3）。

重点·笔记

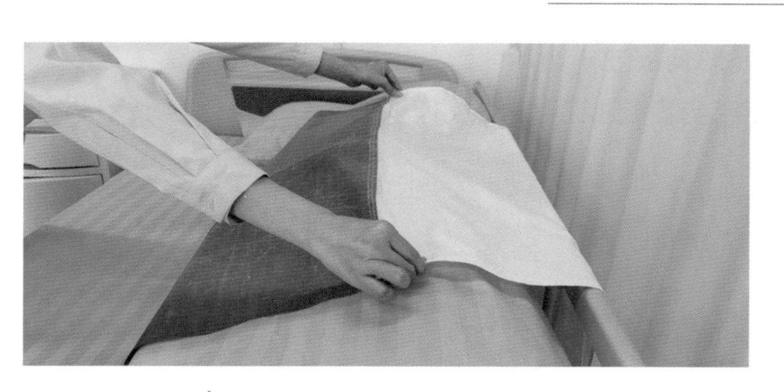

图 7-3　将橡胶单搭于患者身上

（5）将大单污染面向内卷塞于患者身下。

（6）扫床垫。

扫床顺序：由床头至床尾，由床中线至床外缘。

（7）将清洁大单中线对准床的中线展开，对侧半幅清洁面向内卷于患者身下。

（8）铺好近侧大单。

（9）放平橡胶单、铺中单，多余部分一起塞于床垫下。

（10）支起近侧床栏，协助患者卧于近侧，观察询问患者情况。

5. 更换对侧大单、中单

（1）转至对侧床旁，松开大单、橡胶单、中单，撤出污中单。

（2）清扫橡胶单并搭于患者身上，撤掉污大单。

（3）清扫床垫，将刷套取下置于污桶内。

（4）分别铺好清洁大单、中单、橡胶单。

（5）理平患者背部衣服，协助患者平卧，放平床栏。

6. 更换被套

（1）解开污被套系带，将棉胎叠成“S”形取出。

清醒患者可配合抓住被头两角，配合操作。操作中注意给患者保暖。

（2）展开清洁被套，将棉胎套入清洁被套内。

（3）撤下脏被套置于车下层，系带。

（4）将被子齐两侧床缘内折，被尾折于患者脚下，使患者脚部处于功能位。

7. 更换枕套

更换枕套，将枕头置于患者头下，开口背门。

8. 整理

床旁桌、床头椅归位，洗手，脱口罩。

9. 交代、感谢

交代注意事项，感谢患者。

重点·笔记

10. 时间要求

卧床患者更换床单位操作要求14分钟内完成（从移床头桌开始到桌椅归位）。

【注意事项】

1. 根据临床病例有效解释、沟通，满足患者身心需要。
2. 动作轻稳，节时省力，姿态规范。
3. 各单中线对齐，做到平、紧、齐，大单四角平整。
4. 更换被套时，注意保暖、勿暴露患者。
5. 被头充实、被子平整。
6. 枕头平整、角充实，放置正确。
7. 患者感觉舒适、安全。

【测试题】

以下关于卧床患者更换床单位的说法，错误的是（　　）

A. 清扫床垫时从床头向床尾，自床中线至床外缘

B. 为防止患者坠床，必要时要加床挡

C. 更换近侧床单前，先协助患者侧卧，再移至对侧

D. 更换污大单时，大单污染面向内卷

E. 铺中单时，中单清洁面向内卷

【评价标准】

卧床患者更换床单位操作质量标准

项目	操作质量标准
评估	·通过查看床头卡和手腕带，认真查对床号、姓名、住院号 ·评估病情、意识、患者心理、认知 ·询问患者的感受，询问需要（协助排尿），观察患者自理能力及配合状况 ·解释操作方法、可能出现的不适及配合操作的方法准确，取得患者配合
准备	·环境满足操作需要 ·着装整齐，指甲修剪干净 ·洗手，戴口罩 ·物品准备齐全，折叠方法正确，放置合理

重点·笔记

续表

<table>
<tr><th>项目</th><th colspan="2">操作质量标准</th></tr>
<tr><td rowspan="4">实施</td><td>换大单及中单</td><td>· 松单、扫床符合要求
· 污单处理方法正确
· 各单展开正确、正面向上
· 四角周正，床面平紧
· 铺大单、中单的姿势、手法正确
· 更换顺序规范
· 清洁单未被污染
· 各单平紧、中线正
· 协助患者卧位舒适</td></tr>
<tr><td>换被套</td><td>· 棉胎取出动作规范，平整
· 套棉被方法规范
· 被套边角对齐，被头充实
· 被套中线对正、被内被面平整
· 撤脏被套方法正确
· 整理裤脚
· 整理被筒（脚部处功能位）</td></tr>
<tr><td>换枕套</td><td>· 四角充实平整
· 取放正确
· 开口背门、枕缝向下</td></tr>
<tr><td>整理</td><td>· 床旁桌椅归位
· 感谢患者配合
· 针对性教育
· 整理用物，洗手，脱口罩</td></tr>
<tr><td>效果评价</td><td colspan="2">· 在规定时间内完成操作
· 操作熟练、流畅，动作轻柔，应变能力强
· 全程与患者沟通交流，富有真情实感
· 语言、动作符合专业规范
· 具备爱伤观念，注意观察患者病情变化，确保患者的安全及保暖
· 严格遵守查对原则
· 注意人文关怀，沟通时面带微笑、称呼合适，用语亲切</td></tr>
</table>

（黄玲玲）

重点·笔记

第八章　轮椅运送法

【操作目的】

1. 运送不能行走但能坐起的患者进行入院、出院、检查、治疗或者室外活动。

2. 帮助患者下床活动，促进血液循环和体力恢复。

【常用英文词汇】

admission 入院
ambulatory 能走动的
auxiliary 辅助的
axilla 腋窝
blanket 毛毯
calves 小腿
convalescence 恢复期
discharge 出院
escort 护送
fracture 骨折
transfer 转移
wheelchair 轮椅

【病例】

患者，男，70 岁。右侧肢体麻木无力，右手持物不稳，全身乏力。医生开具医嘱，予以颅脑 CT 检查，需护士运送其去放射科进行检查。

【医嘱单】

深圳大学 X 医院

临 时 医 嘱 单

姓名：[illegible]　性别：男　年龄：70 岁　科室：神经外科　住院号：[illegible]　床号：24

起始		医嘱内容	医生签名	护士签名	执行时间	执行者签名
日期	时间					
01-11	10:00	CT 颅脑平扫	[illegible]	[illegible]		

【操作前准备】

重点·笔记

如有陪同人员，应评估陪同人员对轮椅使用的掌握程度、注意事项，主动配合程度。

1. 患者

查对：床号、姓名、腕带、床头卡。

评估：患者的年龄、体重、病情、意识状态及躯体活动能力、躯体受限原因、部位及理解合作程度。

解释：解释轮椅运送的目的、方法、注意事项，取得主动配合。

2. 环境

移开障碍物，保证环境宽敞。

3. 护士准备

洗手，戴口罩。

4. 用物准备

轮椅（车轮、椅座、椅背、脚踏板、制动闸、手刹、安全带等各部件性能处于完好备用状态），毛毯（根据季节酌情准备），别针，软枕（根据患者需要准备）（图 8-1）。

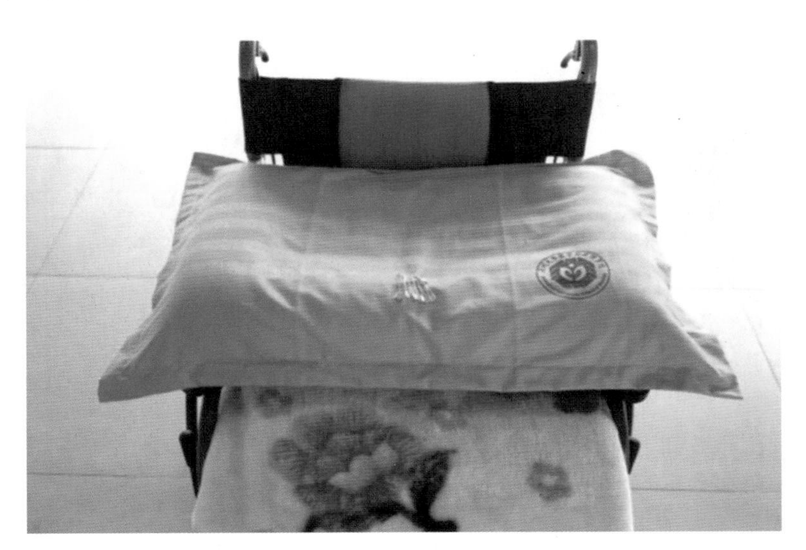

图 8-1　轮椅运送用物准备

【操作步骤】

1. 查对

将轮椅推至床旁，查对患者床号、姓名、腕带、床头卡。

重点·笔记

2. 安置轮椅

使椅背与床尾平齐，椅面朝向床头，扳制动闸制动，翻起脚踏板（图 8–2，图 8–3）。

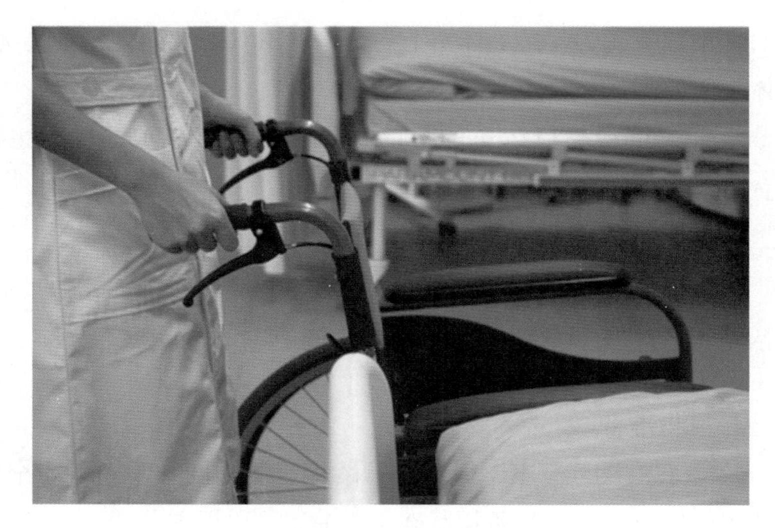

图 8–2 安置轮椅，椅背平齐床尾

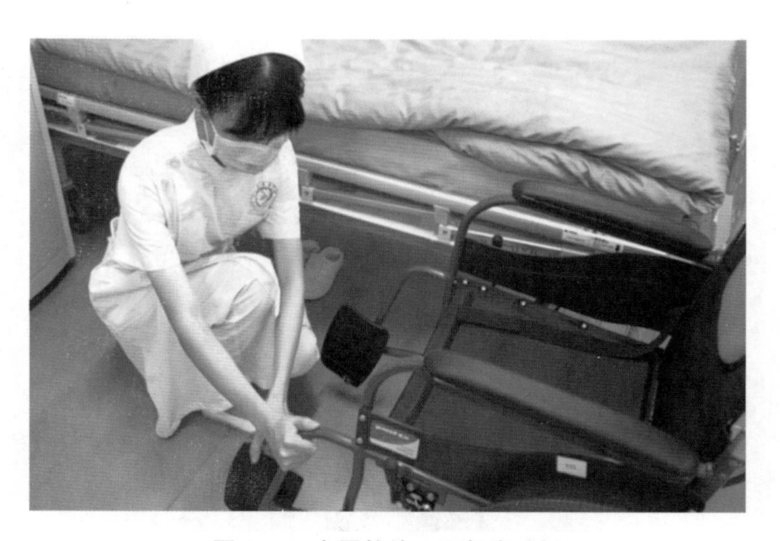

图 8–3 安置轮椅，翻起脚踏板

若患者精神和活动能力尚可，可让其自行在床上坐起，未感觉不适后，再将双足垂于床缘，维持坐姿。注意询问和观察患者有无眩晕和不适。

3. 协助患者翻身侧卧

撤掉盖被，使患者双腿屈膝，靠近护士侧手偏离身体一定距离，对侧手屈曲于胸前，护士一手扶住患者肩膀，一手扶住患者膝盖，协助患者翻身侧卧，面向护士侧（图 8–4，图 8–5）。

重点·笔记

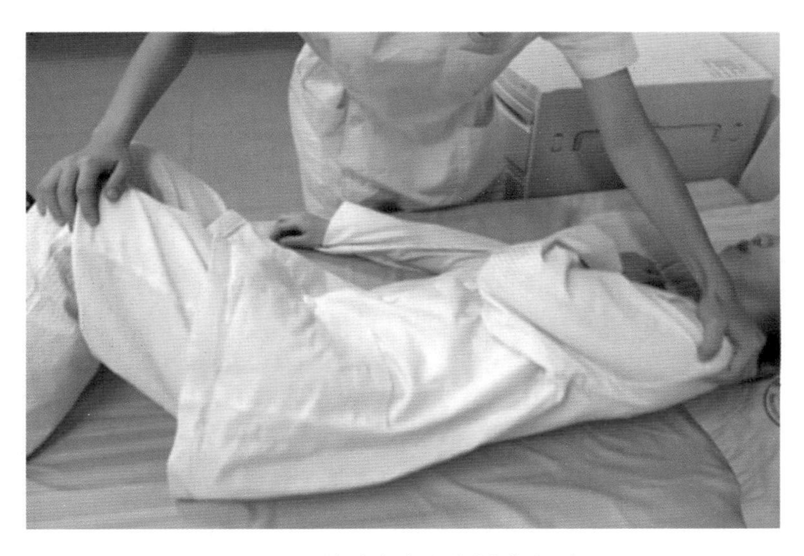

图 8-4 协助患者翻身侧卧（1）

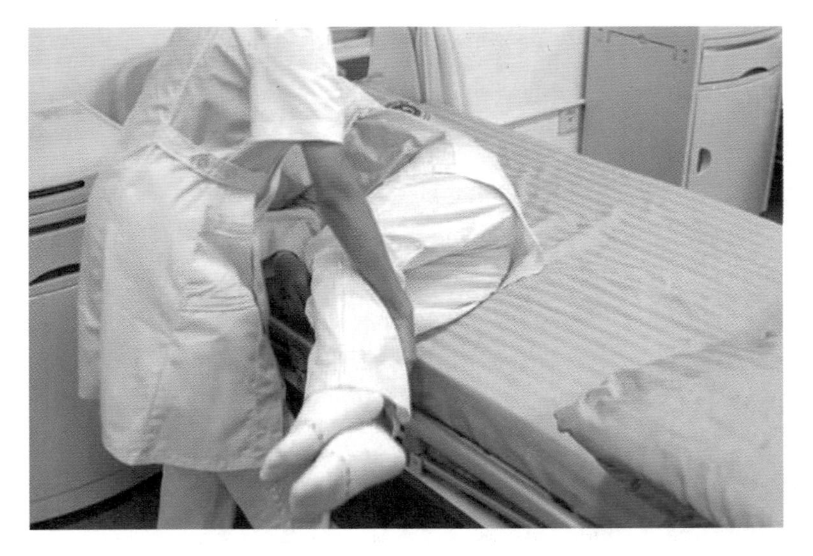

图 8-5 协助患者翻身侧卧（2）

4. 协助患者坐于床缘

将患者双小腿垂于床沿，护士一手穿过患者颈下，扶住患者后背，一手轻轻下按患者髋部，护士双腿迈开形成弓步，通过重心转移，协助患者坐起，嘱患者以手掌撑床面维持坐姿，并协助患者穿好衣服、鞋子（图 8-6，图 8-7）。

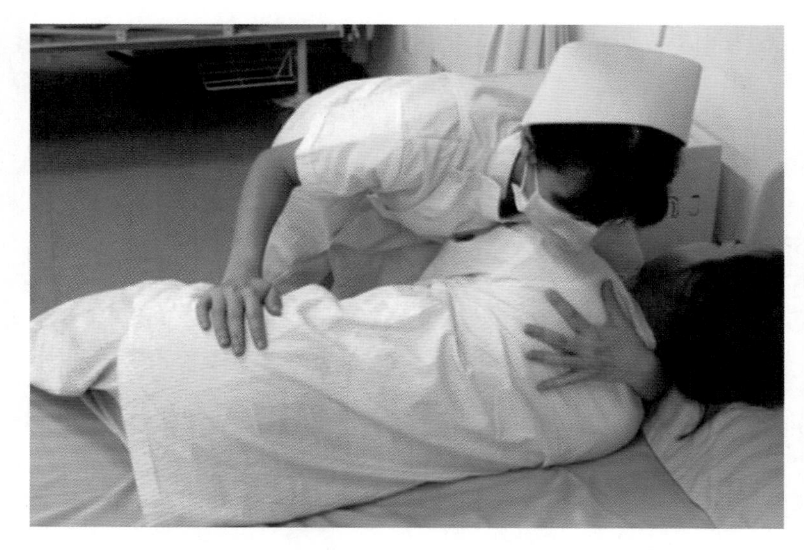

图 8-6　手穿患者颈下，扶住患者

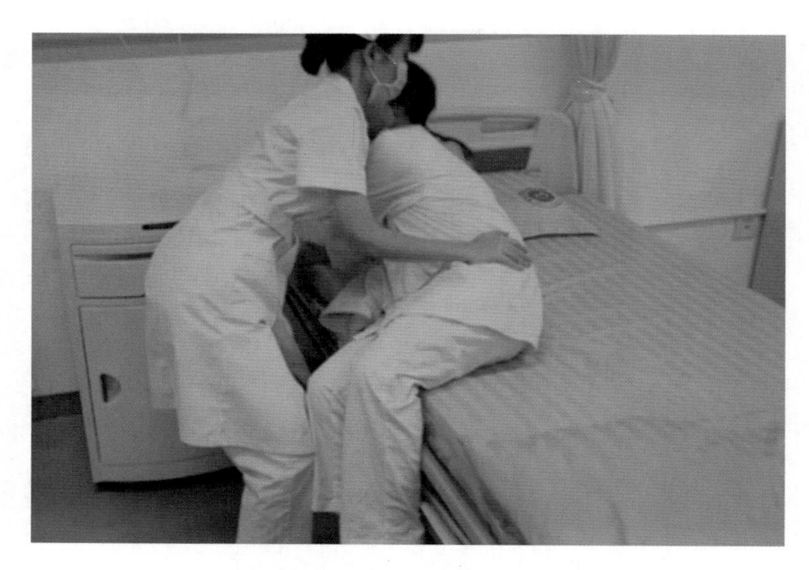

图 8-7　协助患者坐于床缘

5. 协助患者上轮椅

使患者臀部尽量靠近床沿，脚尖着地，护士用前臂支撑患者腋下，双手扶住患者后背，双腿微屈膝形成弓步，嘱患者身体略向前倾（患者双手可置于大腿上或护士背部），护士通过重心转移，协助患者下床、转身并坐于轮椅上（图 8-8，图 8-9）。

重点·笔记

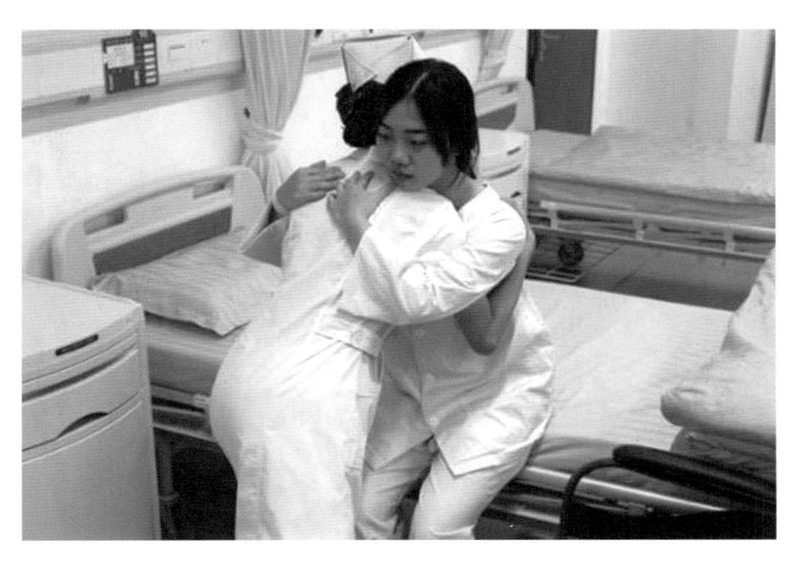

图 8-8　协助患者下床

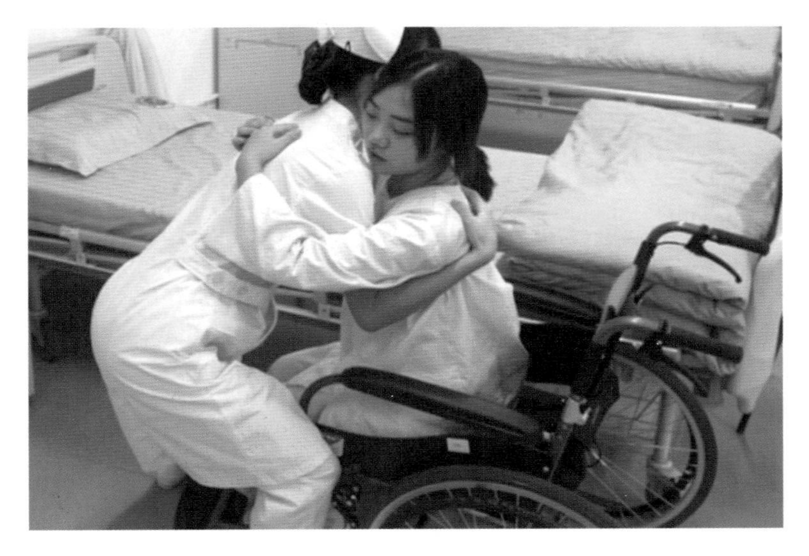

图 8-9　协助患者上轮椅

6. 调整坐姿

嘱患者用手扶住轮椅把手，使其臀部坐满椅座，背部贴近椅背，防止因身体前倾而摔倒；若患者无法自行调整，护士可站于患者身后，双手穿过患者腋下握住患者手臂，用前臂支撑患者，协助患者调整坐姿。为患者系安全带，翻下脚踏板，协助患者将双足置于脚踏板上（图 8-10，图 8-11）。

必要时包裹毛毯，防止患者受凉。

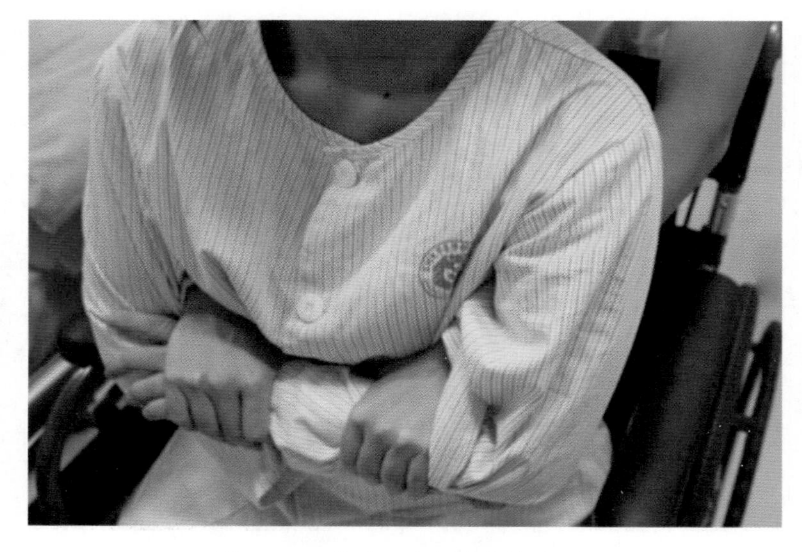

图 8-10　协助患者调整坐姿（1）

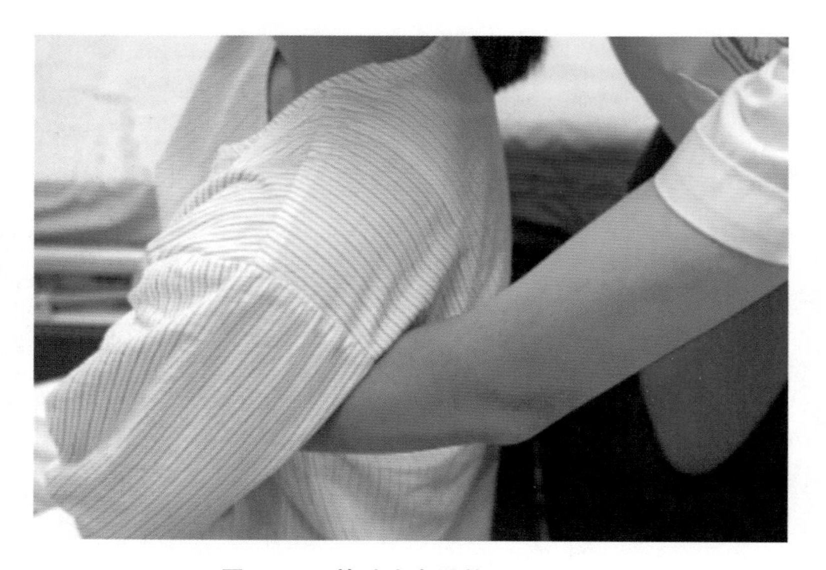

图 8-11　协助患者调整坐姿（2）

7. 整理及转移

将床单位调整为暂空床状态，随时观察患者，确定无不适后，松闸，推患者至目的地。

8. 协助患者下轮椅

将轮椅推至床尾，使椅背与床尾平齐，患者面向床头；扳制动闸制动，解安全带，翻起脚踏板；协助患者站起、转身并坐于床缘；协助患者脱鞋和外衣，取舒适卧位，整理床单位；观察患者，确定无不适后，方可离开。

9. 推轮椅至原处放置

将轮椅归还至原处，放置正确方可离开。

【注意事项】

1. 操作过程中，重视与患者的沟通，告知操作步骤，解释配合要点。

2. 患者上下轮椅时，要固定好制动闸，防止轮椅滑动，导致患者摔倒等危险。

3. 运送过程中，要随时观察病情变化；过门槛时翘起前轮；下坡时，调转轮椅使患者背对下坡行进，嘱患者抓紧扶手，保证患者安全。

4. 根据室外温度适当地增加衣物，盖被（或毛毯），以免患者受凉，保证舒适。

5. 护士在协助患者转移时，应运用人体力学原理，如降低重心，保持身体稳定性；使用大肌肉或多肌群，节省护士体力，预防职业性损伤。

【测试题】

1. 患者，男，30 岁。因哮喘发作，呼吸困难，口唇发绀急诊入院。护士护送其入病区，应采用（　　）

A. 自行前往

B. 两人搀扶

C. 轮椅运送

D. 平车运送

E. 担架运送

2. 使用轮椅时，下列做法不妥的是（　　）

A. 推轮椅至床旁，椅背与床尾平齐

B. 护士站在轮椅后固定轮椅

C. 嘱患者尽量靠后坐

D. 推车时嘱患者上身稍向前倾

E. 过门槛时翘起前轮，避免震动

重点·笔记

【评价标准】

轮椅运送法操作质量标准

项目	操作质量标准
评估	· 通过查看床头卡和手腕带，认真查对床号、姓名、住院号 · 全面评估患者（体重、病情、意识、躯体活动能力、合作程度） · 告知运送的目的，患者能够充分理解并同意 · 解释操作方法、注意事项及配合方法，取得患者配合
准备	· 着装整齐，指甲修剪干净 · 环境满足操作需要 · 洗手，戴口罩 · 物品准备齐全，性能完好
实施	· 再次查对 · 安置轮椅，固定制动闸，翻起脚踏板 · 协助患者翻身侧卧，面向护士侧 · 协助患者坐于床缘，穿衣、穿鞋 · 协助患者下床、转身并坐于轮椅上 · 协助患者调整坐姿，使其坐满轮椅、背靠椅背 · 系安全带，翻下脚踏板 · 坐姿安全舒适、注意保暖 · 随时观察患者病情变化 · 整理床单位 · 打开车闸，运送患者至指定地点 · 运送方法正确 · 协助患者下轮椅 · 安置患者，取舒适卧位，整理床单位
效果评价	· 动作娴熟、稳健、节力、优美 · 搬运安全、舒适，患者主动配合 · 符合查对原则 · 注意人文关怀，具备爱伤观念 · 护患沟通自然，用语规范、亲切

（张　瑶）

重点·笔记

第九章　平车运送法

【操作目的】

运送不能起床的患者入院，做各种特殊检查、治疗、手术或转运。

【常用英文词汇】

anesthetic 麻醉的	assist 协助
carrier 运送者	cart 平车
contraindicate 禁忌	hip 臀部
hospitalize 住院	orientation 方向
preliminary 预备的	splint 夹板
stretcher 担架	trauma 创伤

【病例】

患者，男，46 岁。因急性蛛网膜下腔出血入院，患者经急诊室抢救后病情及生命体征基本稳定，现要护送患者入病区。

【医嘱单】

深圳大学 X 医院

临 时 医 嘱 单

姓名：[illegible]　性别：男　年龄：46 岁　科室：急诊科　住院号：[illegible]　床号：24

起始		医嘱内容	医生签名	护士签名	执行时间	执行者签名
日期	时间					
01-11	15:00	转入神经外科	[illegible]	[illegible]		

【操作前准备】

1. 患者

查对：床号、姓名、腕带、床头卡。

评估：患者的年龄、体重、病情、意识状态及躯体活动能力、

重点·笔记

躯体受限原因、部位及理解合作程度。

解释：解释搬运的步骤及配合方法。

2. 环境

环境宽敞，便于操作。

3. 护士准备

洗手，戴口罩。

4. 用物准备

平车（车轮、车面、制动闸、护栏等各部件性能处于完好备用状态），车上置床单、毛毯或棉被（根据季节酌情准备）和枕头、中单（颈椎、腰椎骨折患者或病情较重的患者）（图 9-1）。

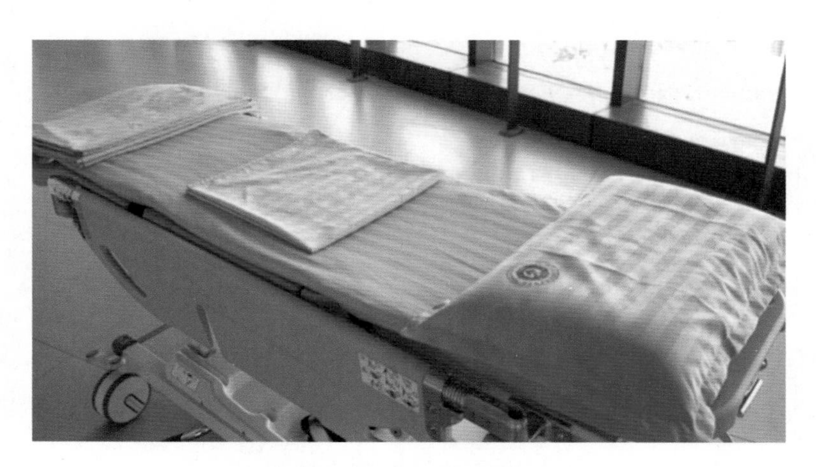

图 9-1　平车运送用物准备

【操作步骤】

1. 查对

将平车推至床旁，查对患者床号、姓名、腕带、床头卡。

2. 安置好患者身上所带引流管

避免引流管脱落、受压或液体逆流。

3. 搬运患者

根据患者病情及体重，确定搬运方法。

（1）挪动法

适用于能在床上配合移动的患者。①移开床旁桌、床旁椅，松开盖被，将平车推至床旁与床平行，头端（或大轮端）在床头，固定制动闸，调整平车高度与床平齐（图 9-2）。②护士于平车

患者离开平车回床时，应先移动下肢，再移动上半身。

一侧，协助患者将上身、臀部、下肢依次移向平车（图 9–3）。③为患者盖好盖被，拉起护栏。

重点·笔记

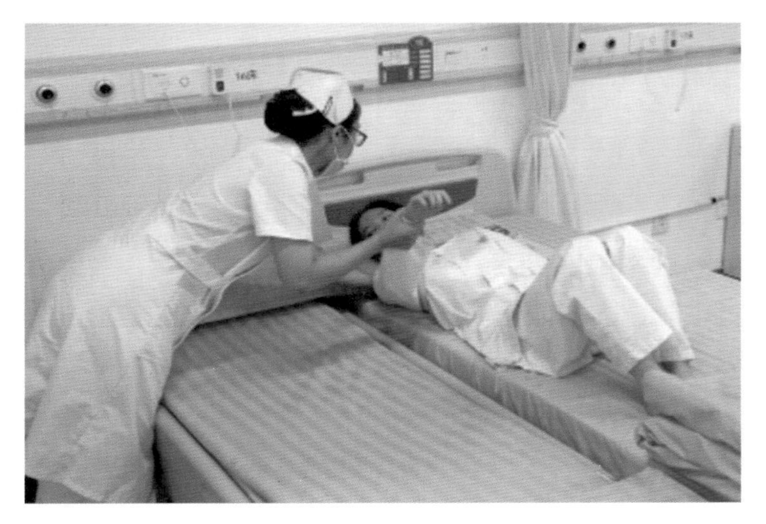

图 9–2　平车放置与床平齐

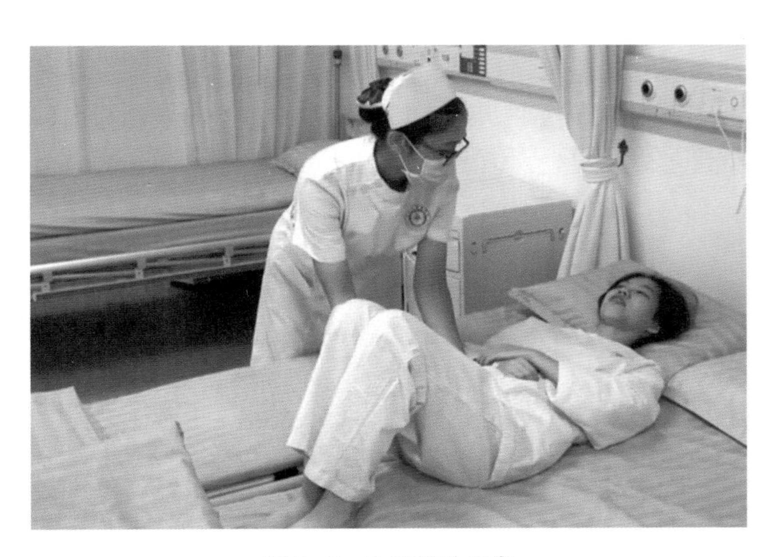

图 9–3　协助挪动患者

（2）一人搬运法

适用于上肢活动自如、体重较轻的患者。①将平车推至床旁，头端（或大轮端）靠近床尾，使平车与床形成钝角，固定制动闸，拉起对侧护栏（图 9–4）。②松开盖被，协助患者屈膝，将患者移至近侧床沿。③护士左臂自患者近侧腋下伸入对侧肩部，右臂伸入患者臀下，患者双臂过护士肩部，双手交叉于护士颈后（图

重点·笔记

一人、二人、三人搬运法放置平车与床成钝角，挪动法、四人搬运法平车与床平行。

9-5）。④护士双下肢前后分开站立，略微屈膝屈髋，抱起患者，稳步移动，将患者放于平车中央，盖好盖被，拉起近侧护栏。

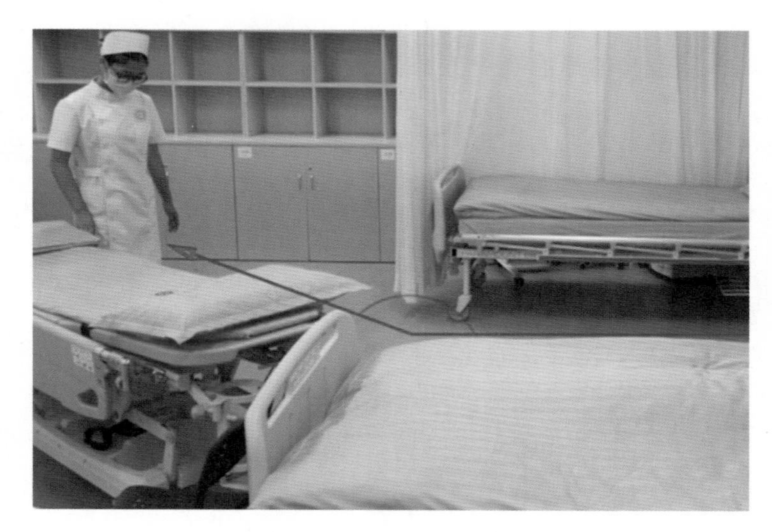

图 9-4　平车放置与床成钝角

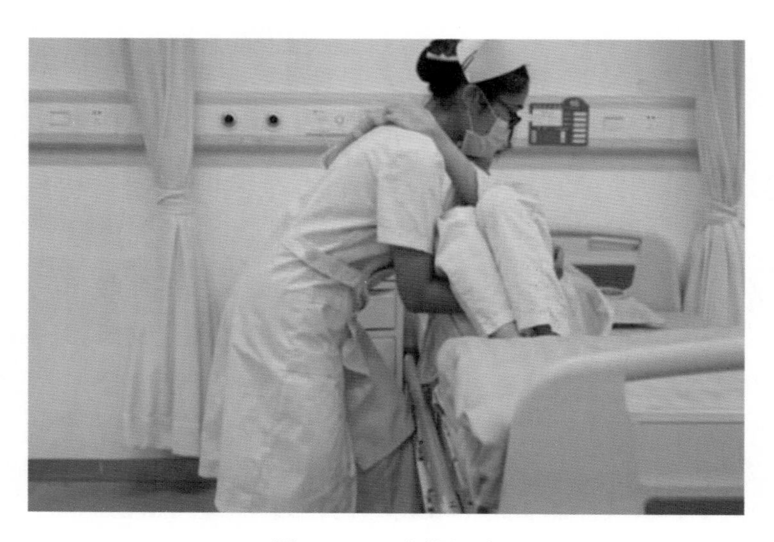

图 9-5　一人搬运法

（3）二人搬运法

适用于不能活动、体重较重的患者。①同一人搬运法（图9-4）。②护士甲、乙站在同侧床旁，松开盖被，协助患者将上肢交叉于胸前。③护士甲左手伸至患者头、颈、肩下方，右手伸至患者腰部下方；护士乙左手伸至患者臀部下方，右手伸至患者膝部下方（图 9-6）。④两人同时抬起患者至近侧床缘，再同时抬起患者，稳步移动，将患者放于平车中央，盖好盖被，拉起近侧护栏（图 9-7）。

重点·笔记

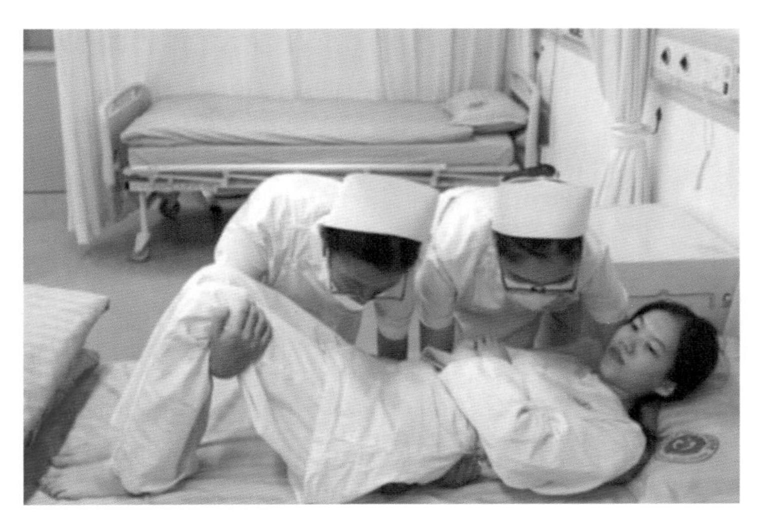

图 9-6　二人搬运法（1）

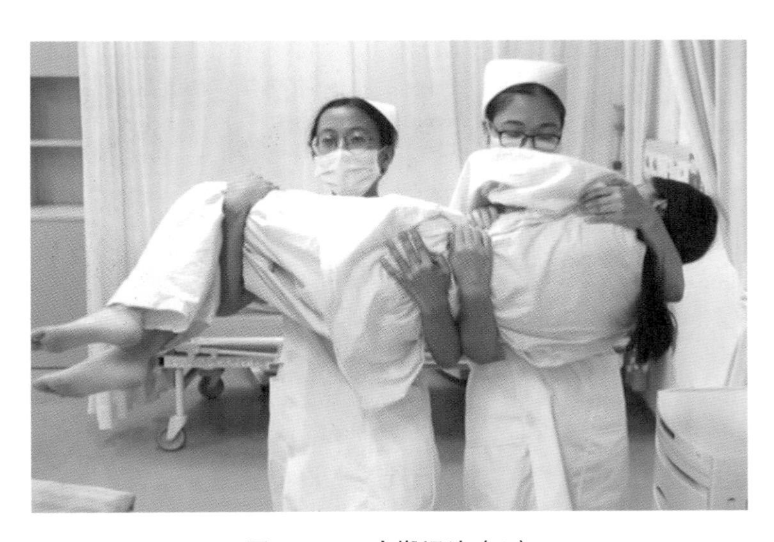

图 9-7　二人搬运法（2）

（4）三人搬运法

适用于不能活动、体重超重的患者。①同一人搬运法（图 9-4）。②护士甲、乙、丙站在同侧床旁，松开盖被，协助患者将上肢交叉于胸前。③护士甲双手托住患者头、颈、肩及胸部；护士乙双手托住患者背、腰、臀部；护士丙双手托住患者膝部和双足（图 9-8）。④三人同时抬起患者至近侧床缘，再同时抬起

重点·笔记

患者，稳步移动，将患者放于平车中央，盖好盖被，拉起近侧护栏（图 9-9）。

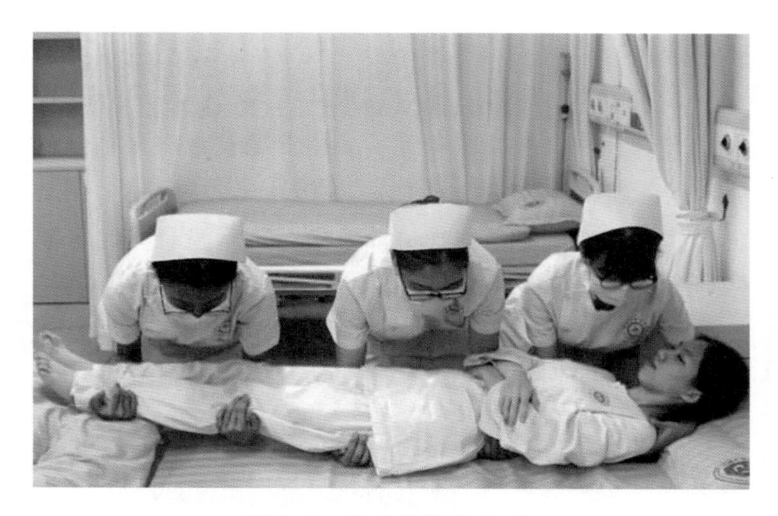

图 9-8　三人搬运法（1）

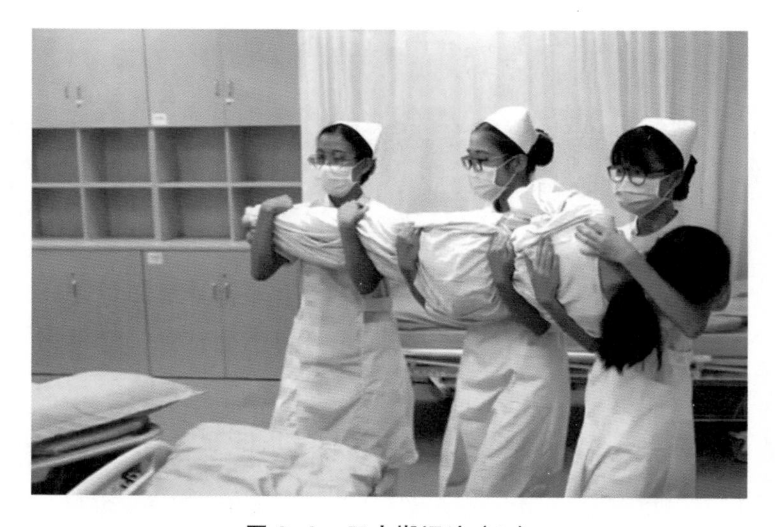

图 9-9　三人搬运法（2）

（5）四人搬运法

适用于颈椎、腰椎骨折和病情较重的患者。①移开床旁桌、床旁椅，松开盖被，将中单放于患者腰、臀部下方（图 9-10）。②将平车推至床旁与床平行，头端（或大轮端）在床头，固定制动闸，调整平车高度与床平齐（同挪动法）（图 9-2）。③护士甲、乙分别站于床头和床尾，护士丙、丁分别站于病床和平车的一侧。

④护士甲托住患者头、颈、肩部；护士乙托住患者双足；护士丙、丁分别抓住中单四角（图 9-11）。⑤四人同时抬起患者移向平车，将患者放于平车中央，盖好盖被，拉起护栏。

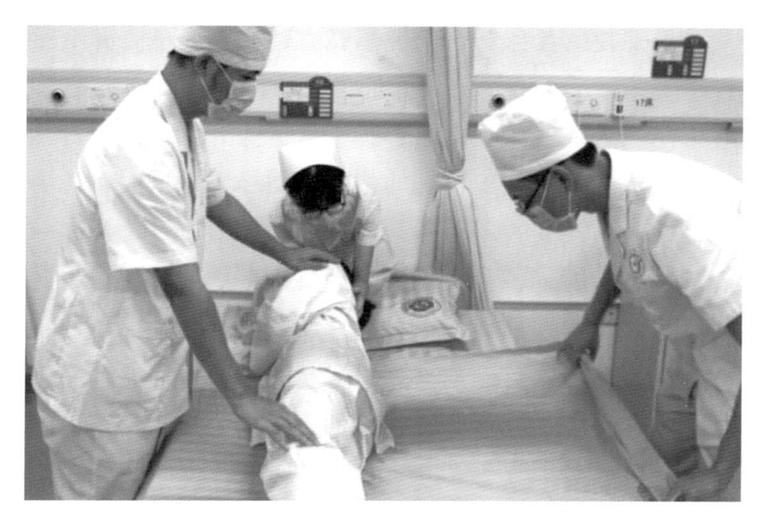

图 9-10　轴线翻身

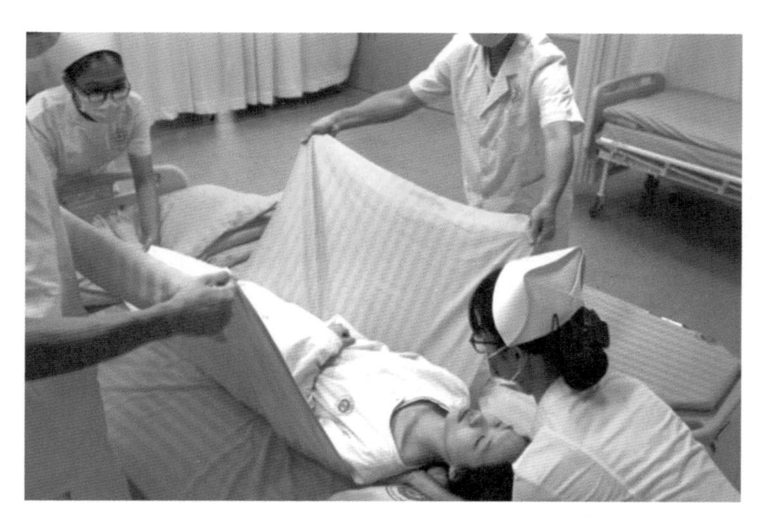

图 9-11　四人搬运法

4. 整理及转移

铺暂空床，随时观察患者，确定患者无不适后，松闸，将其推至目的地。

重点·笔记

【注意事项】

1. 搬运时注意动作轻稳、准确，确保患者安全和舒适。

2. 搬运过程中，注意观察患者的病情变化，避免引起并发症。

3. 妥善安置患者身上的管路（如输液管、导尿管、引流管等），避免管路受压、反折或逆流，保证患者的持续性治疗不受影响。

4. 采用二人或三人搬运时，护士从床头开始，按身高从高到低排列，使患者头部处于较高的位置，同样上下坡时，患者头部处于高处，以减轻不适，保证安全。

5. 运送患者时，护士应位于患者头部，随时注意患者的病情变化。

6. 运送颅脑损伤、颌面部外伤以及昏迷患者时，应将其头偏向一侧；运送颈椎损伤患者时，使用颈托固定使头部保持中立位。

【测试题】

患者，男，48 岁。因腰椎骨折入院，护士现用平车运送其行 X 线检查。（1~2 题共用题干）

1. 护士应选用的搬运方式为（　　）

A. 挪动法

B. 一人搬运法

C. 二人搬运法

D. 三人搬运法

E. 四人搬运法

2. 运送途中，患者头部处于高处的主要目的是（　　）

A. 便于观察病情

B. 方便与患者交流

C. 避免血压下降

D. 防止头部充血

E. 防止坠车

重点·笔记

【评价标准】

平车运送法操作质量标准

项目	操作质量标准
评估	·通过查看床头卡和手腕带，认真查对床号、姓名、住院号 ·全面评估患者（体重、病情、意识、躯体活动能力、合作程度） ·告知运送的目的，患者能够充分理解并同意 ·解释操作方法、注意事项及配合方法，取得患者配合
准备	·着装整齐，指甲修剪干净 ·环境满足操作需要 ·洗手，戴口罩 ·物品准备齐全，性能完好
实施	·再次查对 ·妥善安置各种管路 ·根据患者病情及体重，确定搬运方法 ·平车位置放置正确，固定制动闸 ·搬运方法正确，患者舒适，无磕碰 ·二人、三人、四人搬运动作要协调 ·患者于平车中央，取合适体位、注意保暖 ·随时观察患者的病情变化 ·整理床单位 ·打开车闸，运送患者至指定地点 ·运送方法正确
效果评价	·动作娴熟、稳健、节力、优美 ·搬运安全、舒适，患者主动配合 ·符合查对原则 ·注意人文关怀，具备爱伤观念 ·护患沟通自然，用语规范、亲切

（张　瑶）

重点·笔记

第十章 特殊口腔护理

【操作目的】

1. 保持口腔清洁、湿润，使患者舒适，预防口腔感染等并发症。

2. 防止口臭、口垢，促进食欲，保持口腔正常功能。

3. 观察口腔黏膜和舌苔的变化及特殊的口腔气味，提供病情的动态信息。

【常用英文词汇】

oral care 口腔护理　　denture 义齿

special oral care 特殊口腔护理

【病例】

患者，男，68岁。主诉：剧烈头痛、恶心、呕吐2天，诊断为急性脑膜炎。检查：T 40.1℃，P 92次/分，R 20次/分，BP 140/95mmHg。精神差，食欲下降，口唇干裂、口腔黏膜干燥、口腔有异味。医嘱：生理盐水口腔护理，Bid。请你根据医嘱为该患者实施特殊口腔护理。

【医嘱单】

深圳大学X医院

长 期 医 嘱 单

姓名：　性别：男　年龄：68岁　科室：神经内科　住院号：　床号：16

起始		医嘱内容	医生签名	护士签名	停止		医生签名	护士签名
日期	时间				日期	时间		
02-25	9:00	0.9%NaCl 100ml /						
02-25	9:00	特殊口腔护理 / Bid						

【操作前准备】

1. 患者

查对：床号、姓名、腕带、床头卡。

评估：评估患者的病情、意识、心理状态、自理能力、口腔状况（备手电筒观察口唇有无干裂；口腔黏膜有无溃疡、出血；牙龈有无红肿、出血；舌苔有无厚腻；有无口臭；牙齿有无松动，有无活动性义齿）（图 10-1）。评估认知：患者对口腔护理及注意事项的认知，合作程度。

解释：解释口腔护理的目的、方法、注意事项、可能出现的不适及配合要点。

体位：昏迷和体弱患者取平卧位或侧卧位，头偏向一侧，清醒患者可根据患者舒适程度摇高床头。

重点·笔记

活动性义齿取下后放置于冷水杯中，不可浸于热水中，不可使用乙醇消毒。

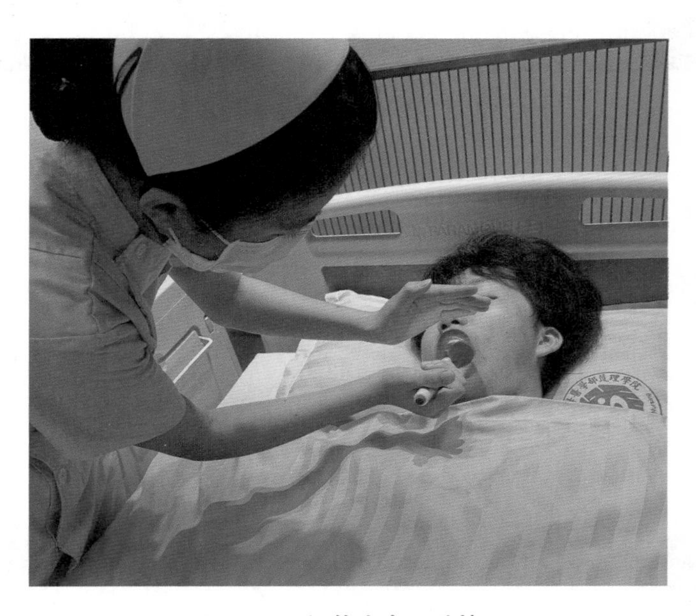

图 10-1　评估患者口腔情况

2. 环境

宽敞、明亮、清洁、安静，无人打扫，无扬尘。

3. 护士准备

衣帽整洁，修剪指甲，洗手，戴口罩。

4. 用物准备

治疗盘、无菌治疗巾、口腔护理包（内含治疗巾 1 块、弯盘 2 个、压舌板 1 个、镊子 1 个、止血钳 1 个、棉球若干）、口腔护理液、漱口杯（内盛漱口溶液）、吸管、手电筒、纱布（或纸巾）、一次性薄膜手套、备用棉球。快速手消毒液、医嘱单 / 治疗单、医用垃圾桶、生活垃圾桶（图 10-2）。

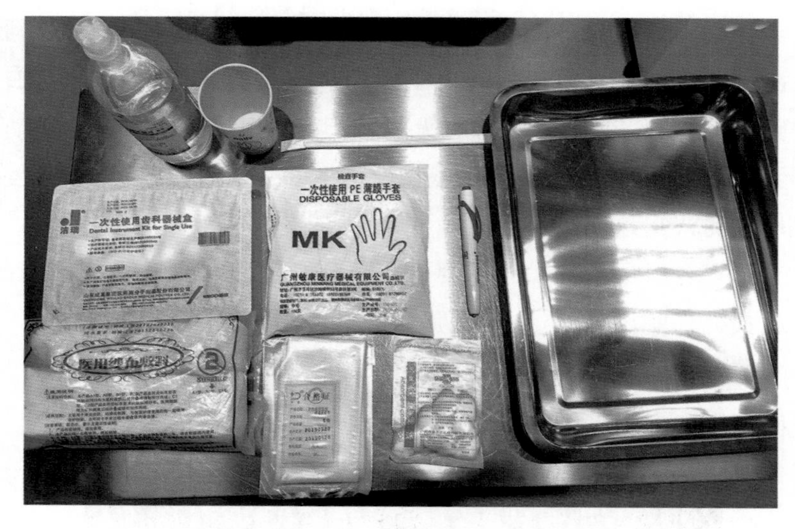

图 10-2　特殊口腔护理用物准备

【操作步骤】

➡ 准备口腔护理盘（治疗室内完成）

1. 洗手，戴口罩，铺盘

打开一次性治疗巾，铺盘。打开口腔护理包，包内物品放入盘中，盘内有：弯盘2个、棉球若干、止血钳、镊子、压舌板、纱布、手套、治疗巾（图 10-3）。

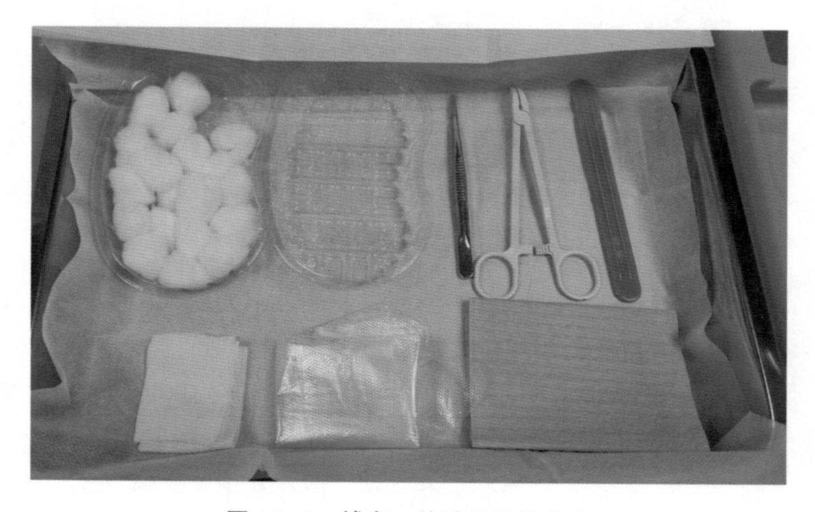

图 10-3　铺盘：特殊口腔护理盘

2. 备棉球

根据患者口腔评估情况准备适量的棉球。

3. 备口腔护理液

将口腔护理液倒入放置棉球的弯盘内，用口腔护理液浸湿棉球（图 10–4）。

重点·笔记

常用的口腔护理液：

生理盐水——预防感染。

氯己定——广谱抗菌。

甲硝唑——抗厌氧菌感染。

过氧化氢——防腐防臭，清洗溃疡。

碳酸氢钠——预防真菌感染。

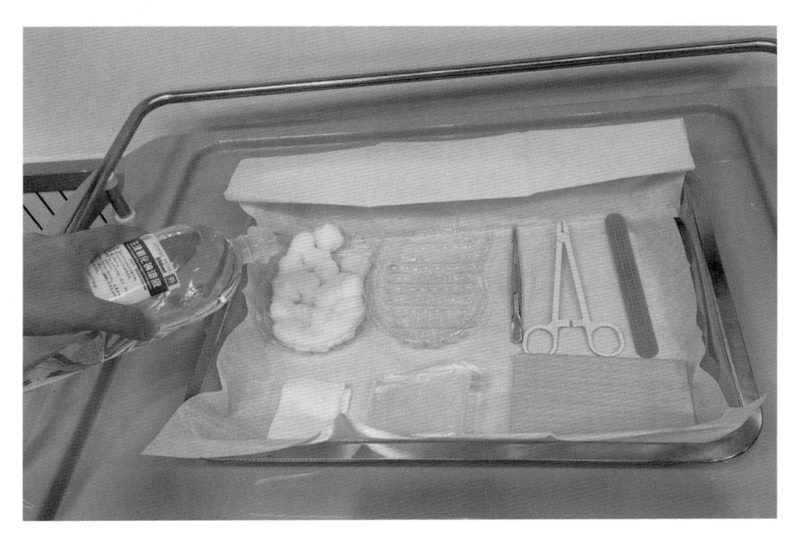

图 10–4　口腔护理液浸湿棉球

4. 拧干并逐个分离棉球

将棉球拧干并逐个进行分离（图 10–5）。

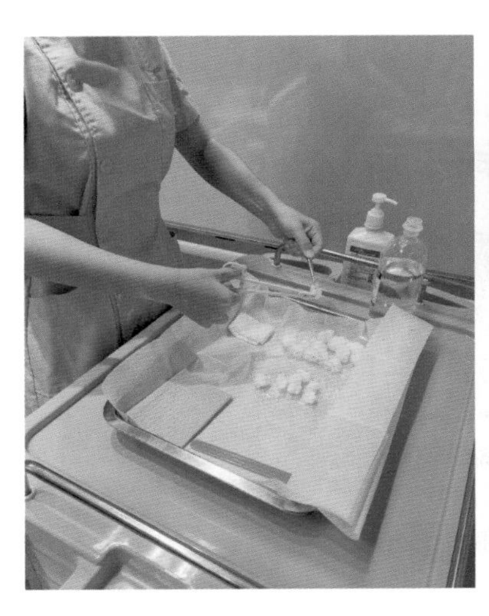

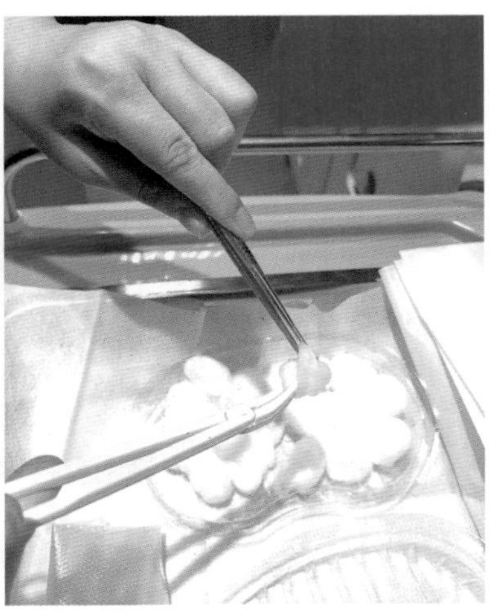

图 10–5　拧干并分离棉球

5. 清点棉球数量

根据患者口腔评估情况准备适量的棉球，拧干棉球后，清点数量（常规至少准备 16 个棉球）（图 10–6）。

常规口腔护理，擦洗一个部位需要换一个棉球，至少备 16 个棉球：润口唇 1 个，左侧牙齿各面 6 个，右侧牙齿各面 6 个，硬腭、舌面、舌下 3 个，共计 16 个。

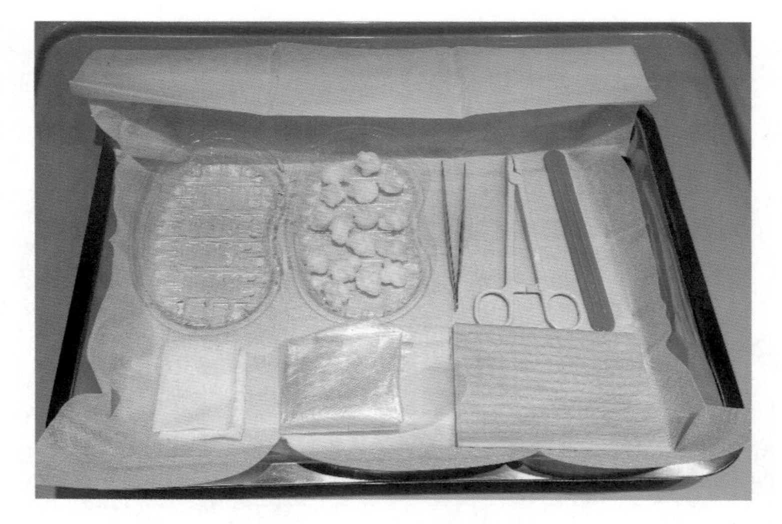

图 10-6　清点棉球数量

6. 准备治疗车

将铺好的口腔护理盘置于治疗车上层（图 10-7）。

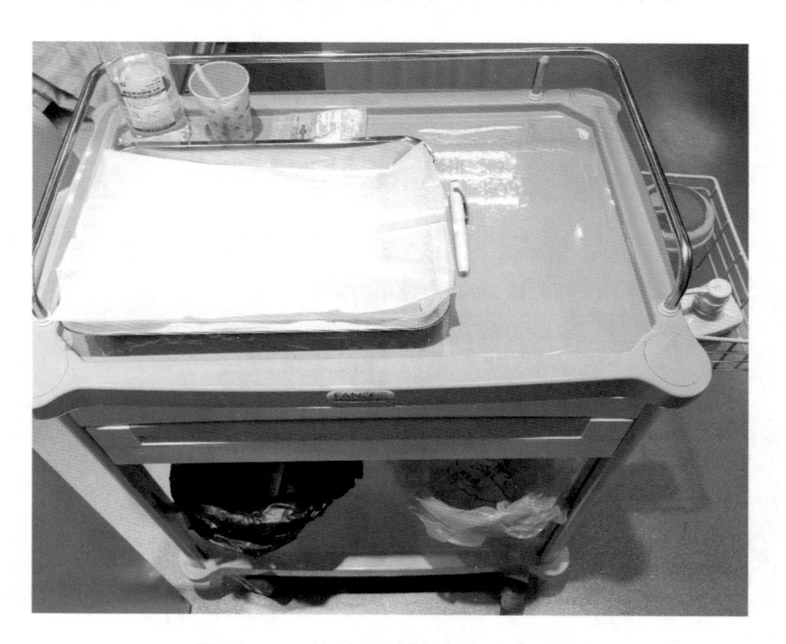

图 10-7　特殊口腔护理治疗车准备

7. 洗手，脱口罩

洗手，脱口罩，备齐用物进病房。

➡ 口腔护理过程（病房内完成）

1. 查对

再次查对床号、姓名、腕带、床头卡，向患者解释。

重点·笔记

2. 洗手，戴口罩

按七步洗手法洗手，戴上口罩。

3. 移盘，摆体位，铺巾，戴手套，放弯盘

将治疗盘移到床头桌，协助患者取合适体位（患者取平卧位，头偏向护士，适当可将枕头移向护士一侧），患者颌下铺治疗巾，空弯盘置于患者口角旁（图 10–8）。

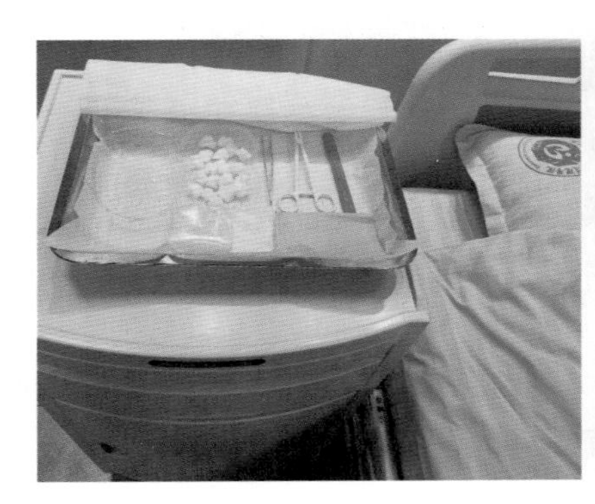
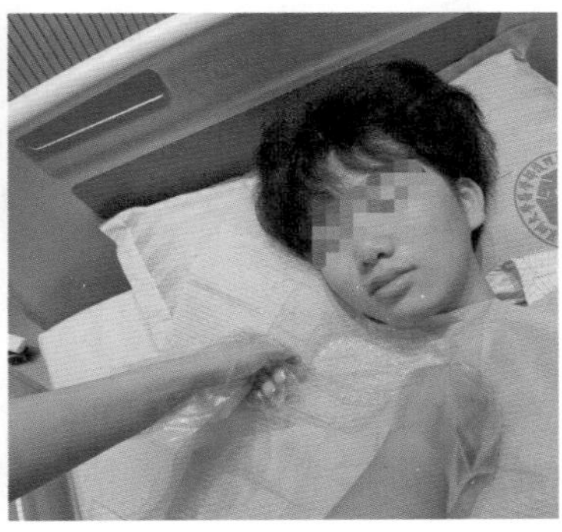

图 10–8　移盘、为患者铺巾放置弯盘

4. 润唇、漱口，查口腔

用止血钳取 1 个棉球湿润患者口唇（棉球①）湿润患者口唇（图 10–9）、协助患者漱口（酌情用纸巾或纱布擦干口角）、用手电筒和压舌板观察患者口腔情况（有义齿者，取下义齿）。

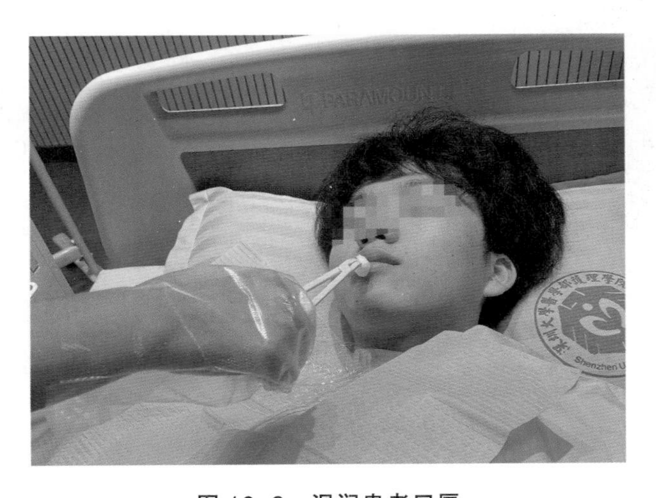

图 10–9　湿润患者口唇

5. 擦洗

镊子夹取含有口腔护理液的棉球，递给止血钳（图 10–10）。

注意：在递棉球过程中，始终保持镊子在上，止血钳在下，目的是防止已接触患者口腔的止血钳上液体倒流污染清洁的镊子。

重点·笔记

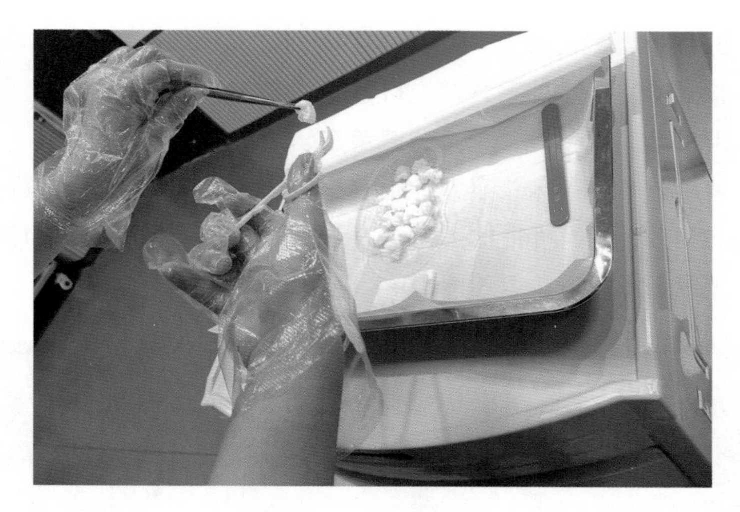

图 10-10 递棉球

（1）嘱患者咬合上下齿，用压舌板轻轻撑开面颊部，夹紧棉球由内向外纵向擦洗左外侧面至门齿（棉球②）（图 10-11）。

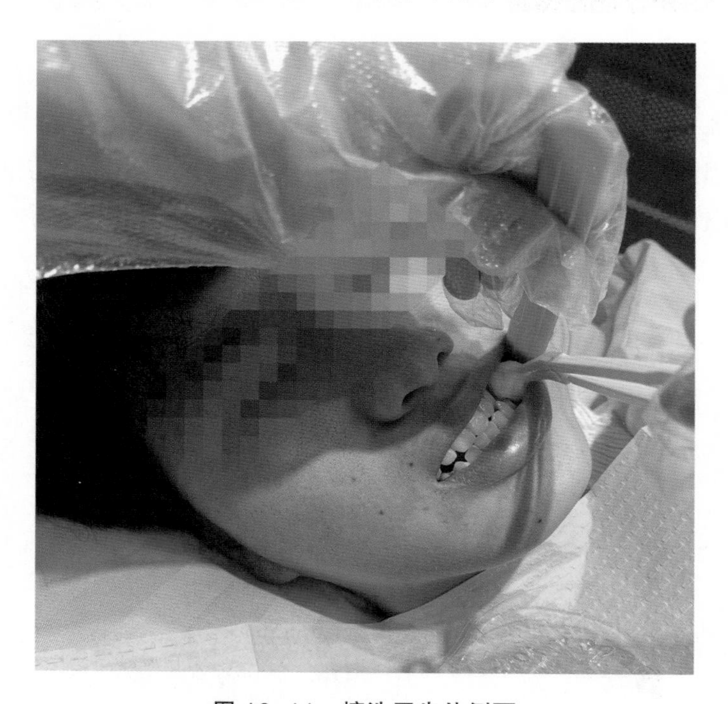

图 10-11 擦洗牙齿外侧面

（2）嘱患者张口，依次擦洗左侧牙齿上内侧面、上咬合面、下内侧面、下咬合面，保护好牙龈，环形擦洗左侧面颊部（棉球③~⑦）（图 10-12）。

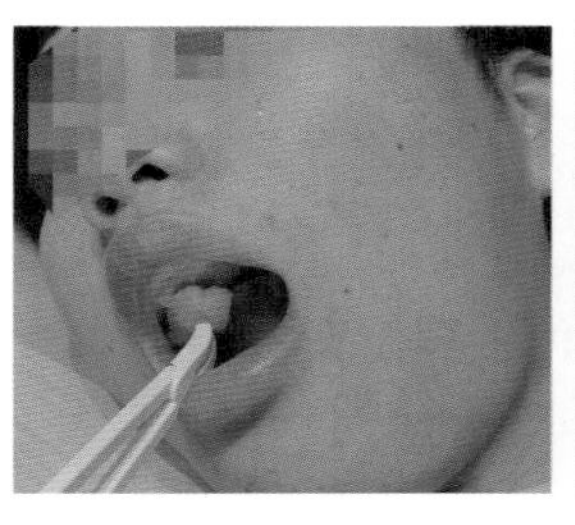 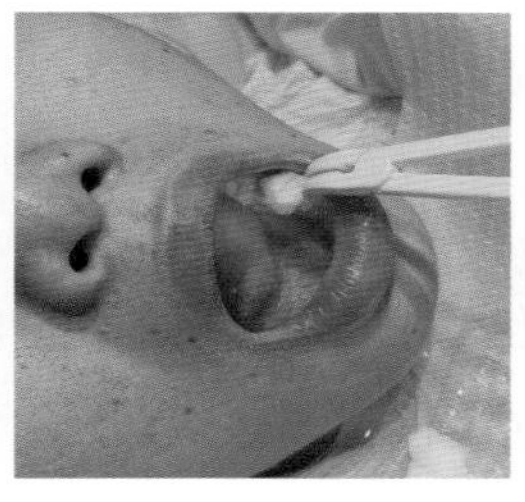 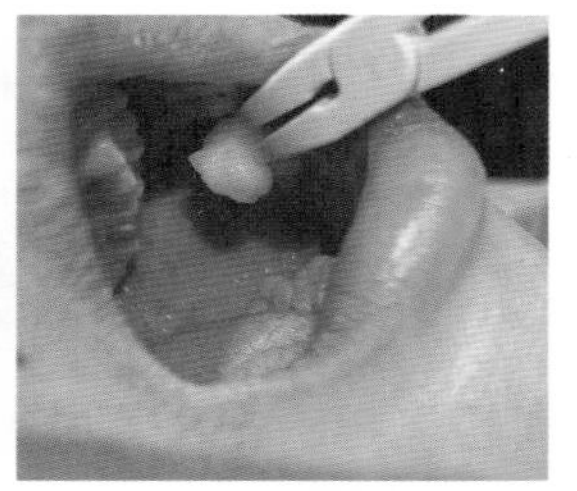

图 10-12　擦洗内侧面、咬合面、面颊部

（3）同法擦洗右侧（棉球⑧～⑬）。

（4）擦洗硬腭、舌面、舌下（棉球⑭～⑯）（图 10-13）。

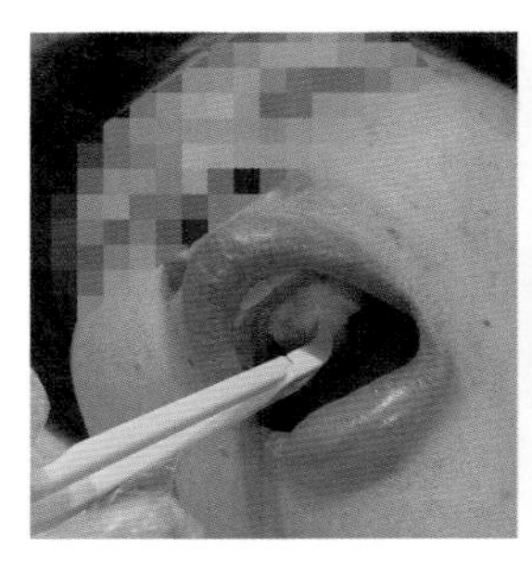 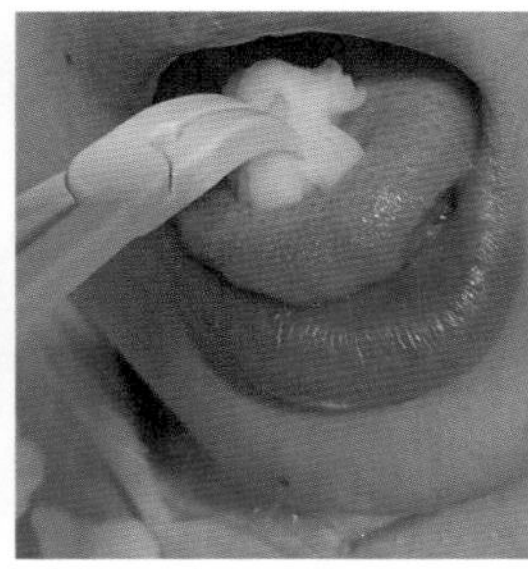 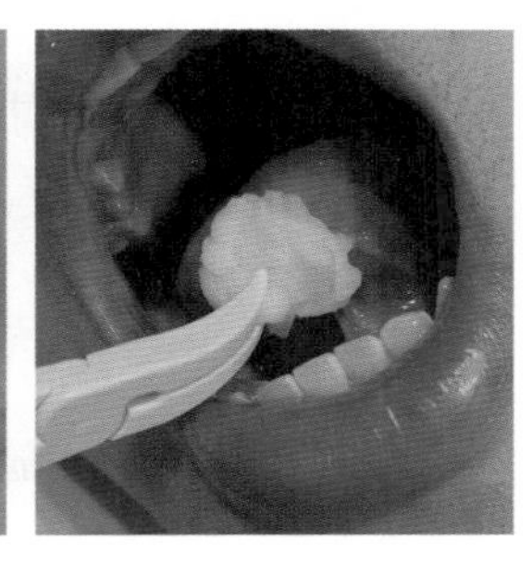

图 10-13　擦洗硬腭、舌面、舌下

（5）再次清点棉球数量，共 16 个棉球。

6. 漱口、查口腔

协助患者漱口（图 10-14），擦净口唇，再次评估患者口腔状况，询问患者感受。

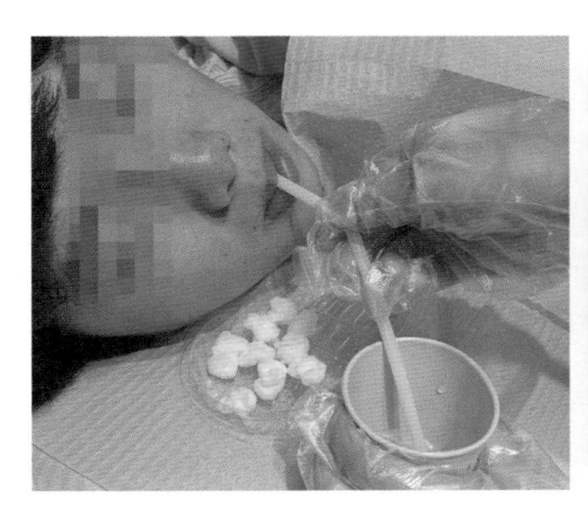 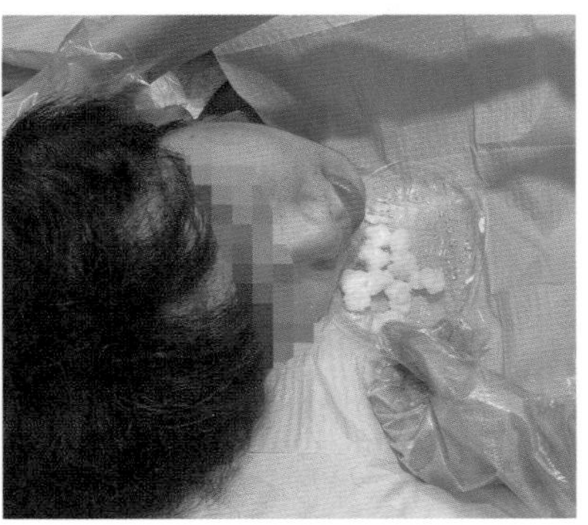

图 10-14　协助患者床上漱口

7. 口唇护理

根据患者情况用外用药，口唇干裂者给润唇。

➡ 操作后整理

1. 整理及指导

（1）撤去治疗巾和弯盘，脱手套。

（2）协助患者取舒适体位，整理床单位；同时跟患者沟通，询问患者感受，健康指导，感谢患者配合。

（3）整理用物，垃圾分类处置。

（4）洗手，脱口罩，健康宣教，签字记录。

2. 操作效果

患者口腔舒适，无不良反应，达到清洁口腔的目的。

3. 时间要求

口腔护理操作要求12分钟内完成（从铺口腔护理盘、洗手、戴口罩开始，到操作后洗手、脱口罩）。

【注意事项】

1. 操作动作应当轻柔，避免钳端碰到牙齿，损伤黏膜及牙龈，对凝血功能差的患者应特别注意。

2. 对昏迷患者应当注意棉球的干湿度，禁止漱口。

3. 使用开口器应从臼齿处放入；牙关紧闭者不可使用暴力使其张口，以免造成损伤。

4. 擦洗时须用止血钳夹紧棉球，每次1个，防止棉球掉落遗留在口腔内。

5. 如有活动的义齿，应先取下义齿再进行擦洗。

【测试题】

1. 患者，女，30岁。诊断为血小板减少性紫癜。护士观察其口腔时发现唇及口腔黏膜有散在淤血点，轻触可出血。护士为其做口腔护理时应特别注意（　　）

A. 动作轻柔　　B. 夹紧棉球

C. 禁忌漱口　　D. 先取下义齿

E. 棉球不可过湿

2. 患者，男，69岁。肢体瘫痪在床，生活不能自理。护士为其做口腔护理时，取下的活动性义齿应放入（　　）中。

A. 酒精　　B. 碳酸氢钠溶液

C. 冷开水　　D. 开水

E. 硼酸溶液

3. 患者，男，35岁。车祸致脑外伤后昏迷，目前正住在ICU中。ICU护士为其做口腔护理时，下列哪种物品不需要准备(　　)

A. 止血钳　　B. 吸水管

C. 镊子　　D. 手电筒

E. 压舌板

【评价标准】

特殊口腔护理操作质量标准

<table>
<tr><th>项目</th><th colspan="2">操作质量标准</th></tr>
<tr><td>评估</td><td colspan="2">·通过查看床头卡和腕带，认真查对床号、姓名、住院号
·全面评估患者，用手电筒检查评估口腔情况，询问有无活动性义齿，有无黏膜出血、溃疡，口唇干裂等
·评估患者对操作的认知情况，并充分告知患者
·准确告知操作目的，患者能够充分理解并同意
·准确解释操作方法、可能出现的不适及配合操作的方法，取得患者配合</td></tr>
<tr><td>准备</td><td colspan="2">·着装整齐，指甲修剪干净
·环境宽敞明亮，无人打扫，无扬尘
·洗手，戴口罩
·物品准备齐全，放置合理
·漱口液准备正确</td></tr>
<tr><td rowspan="2">实施</td><td>铺口腔护理盘</td><td>·铺巾方法正确、盘内物品放置合理、齐全
·拧干棉球手法正确，棉球湿度符合要求
·清点棉球数量，根据患者口腔情况准备足够数量的棉球</td></tr>
<tr><td>口腔护理过程</td><td>·再次查对患者，评估环境
·洗手，戴口罩，移盘
·摆体位（昏迷患者头偏一侧），戴手套，颌下铺巾，放弯盘
·湿润上下唇方法正确，夹取棉球方法正确
·清醒患者协助漱口
·用手电筒和压舌板再次检查口腔，必要时取义齿
·夹取棉球擦洗口腔各部位，夹取棉球和递棉球的方法正确</td></tr>
</table>

重点·笔记

续表

项目	操作质量标准	
实施	口腔护理过程	· 擦洗口腔顺序正确，不遗漏擦洗部位，擦洗彻底 · 擦洗过程中和患者交流恰当，能正确指导患者配合 · 擦洗时动作轻柔 · 正确使用压舌板 · 协助清醒者再次漱口（嘱配合），昏迷患者（禁漱口） · 观察口腔（嘱张口，询问感觉），酌情给予药物 · 再次清点棉球数量
	整理	· 撤去治疗巾和弯盘，脱手套 · 协助患者取舒适体位，整理床单位 · 健康指导，询问患者感受，感谢患者配合 · 整理用物，垃圾分类处置 · 洗手，脱口罩 · 查对、记录
效果评价	· 在规定时间内完成操作 · 操作熟练、流畅，动作轻柔，应变能力强 · 全程与患者沟通交流，富有真情实感 · 语言、动作符合专业规范 · 具备爱伤观念 · 严格遵守查对原则、无菌原则 · 注意人文关怀，沟通时面带微笑，称呼合适，用语亲切	

（方淇玉）

重点·笔记

第十一章　温水拭浴法

【操作目的】

1. 使高热患者降温。
2. 使中暑患者降温。

【常用英文词汇】

tepid water sponge bath 温水拭浴　　cold therapy 冷疗法
secondary effect 继发效应

【病例】

患者，女，60 岁。诊断为急性上呼吸道感染，主诉咽痛伴发热 2 天。查体：T 39.7 ℃，R 25 次 / 分，P 98 次 / 分，BP 125/79mmHg，神志清醒，扁桃体Ⅲ度肿大。医生开具医嘱，予以温水拭浴物理降温，立即执行。

请你根据医嘱为该患者实施温水拭浴。

发热的临床分级（口温）
低热：37.3℃ ~38℃
中等热：38.1℃ ~39.0℃
高热：39.1℃ ~41.0℃
超高热：41℃以上

· 温水拭浴可通过温水在皮肤上迅速蒸发，使机体散热，从而使高热、中暑患者降温。

· 乙醇是一种挥发性的液体，若拭浴的温水中加入乙醇溶液，能刺激皮肤血管扩张，进而使皮肤散热能力增强，使患者降温速度加快。

【医嘱单】

深圳大学 X 医院

临 时 医 嘱 单

姓名：[illegible]　性别：女　年龄：60 岁　科室：呼吸内科　住院号：[illegible]　床号：16

起始		医嘱内容	医生签名	护士签名	执行时间	执行者签名
日期	时间					
02-25	10:30	温水拭浴物理降温　st	[illegible]	[illegible]		

临时医嘱，如需立即执行（st），通常只执行 1 次。

重点·笔记

若使用乙醇拭浴，需备25%~35%乙醇溶液200~300ml，温度不低于30℃，该温度接近体温，是为了避免过冷的刺激进一步促进肌肉收缩，使体温继续上升。

【操作前准备】

1. 患者

查对：床号、姓名、腕带、床头卡。

评估：患者的年龄、病情、体温、意识、治疗情况；心理状态及合作程度；全身皮肤情况、肢体活动能力等；患者是否做过温水拭浴，为何要做温水拭浴，对其治疗有何帮助等的认知情况。

解释：解释温水拭浴的目的、方法、注意事项、可能出现的不适及配合要点。

告知：操作过程需卧床进行，可能会有肢体暴露，需取得患者的配合；操作需一段时间，嘱患者有需要的话可提前排净大小便。

2. 环境

室温适宜、关闭门窗，光线充足，环境安静、清洁，床帘或屏风遮挡。

3. 护士准备

衣帽、鞋穿戴整洁，修剪指甲，洗手，戴口罩。

4. 用物准备

治疗车上层：治疗碗或面盆（内盛32℃~34℃温水2/3满）、治疗盘、小毛巾2条、大浴巾1条、冰袋、冰袋套、热水袋、热水袋套、清洁衣裤、手消毒液、临时医嘱单。

治疗车下层：医用垃圾桶、生活垃圾桶，必要时备便盆（图11-1）。

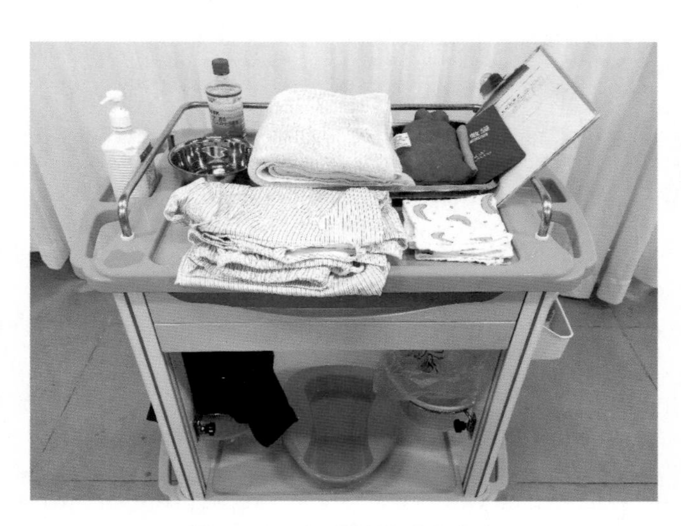

图11-1　温水拭浴用物准备

【操作步骤】

➡ 拭浴前准备

1. 查对

携用物到患者床旁，查对患者床号、姓名、腕带、床头卡。

2. 评估

再次询问患者是否已排空尿便（必要时准备便盆协助患者床上排便），关闭门窗，拉上床帘。

3. 洗手，戴口罩

按七步洗手法洗手，戴上口罩。

4. 体位

摇平床头，松开盖被，协助患者脱去上衣，先脱近侧，后脱远侧，为患者盖好盖被，协助患者取平卧位。

5. 放置热水袋、冰袋

放置冰袋于患者头部、放置热水袋于患者足底部（图 11–2）。协助患者脱去上衣，先脱近侧，后脱远侧，为患者盖好盖被。

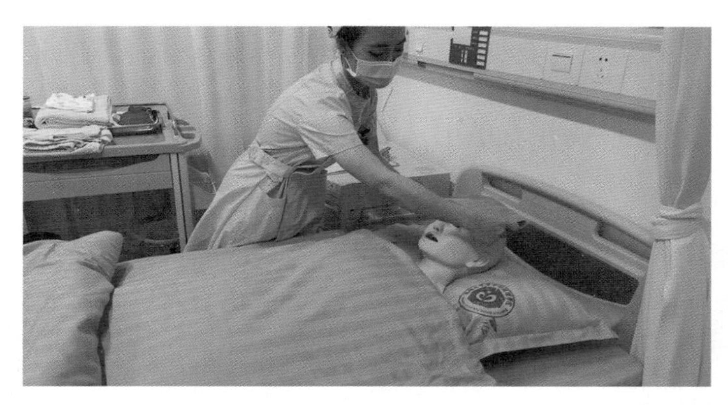

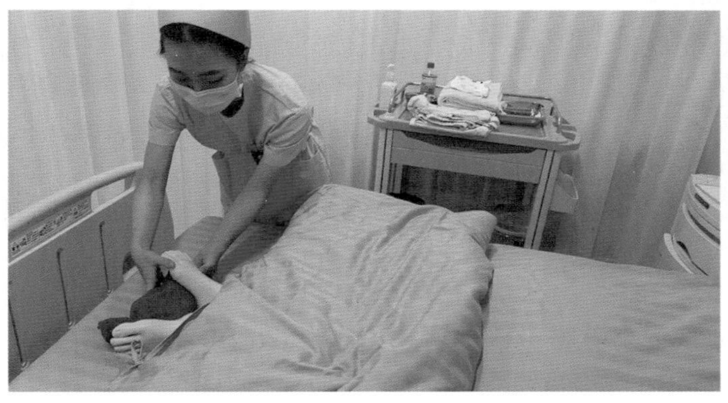

图 11–2　放置热水袋、冰袋

重点·笔记

脱去的脏衣物放置于治疗车下层。

冰袋置于头部可加速头部降温，同时防止头部充血引起头痛；足底置热水袋，可使患者感到舒适。

重点·笔记

➡ 拭浴过程

1. 垫浴巾

依次暴露出患者的擦拭部位，将大浴巾垫于擦拭部位下（图 11–3），先掀开患者右侧盖被，暴露出右上肢，右上肢下垫大浴巾。

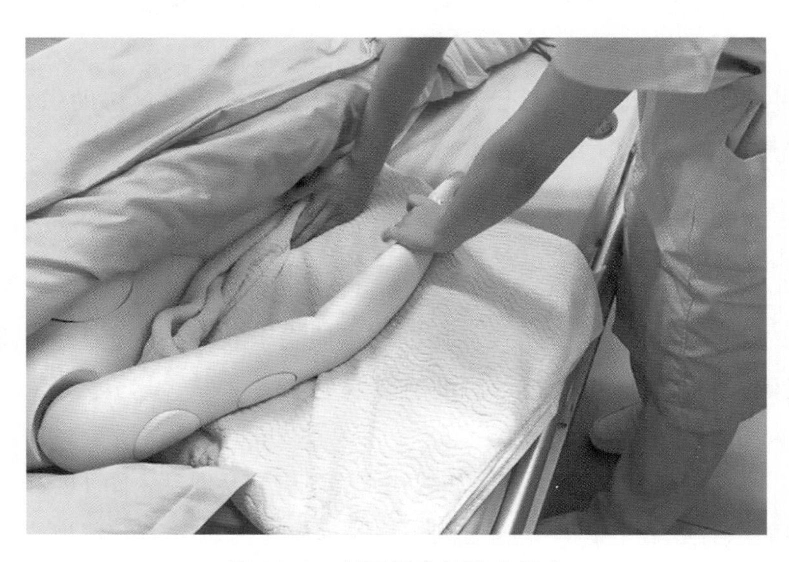

图 11–3　拭浴肢体下垫大浴巾

2. 浸湿毛巾

将小毛巾缠在右手上，浸湿温水，拧至不滴水为宜（图 11–4）。

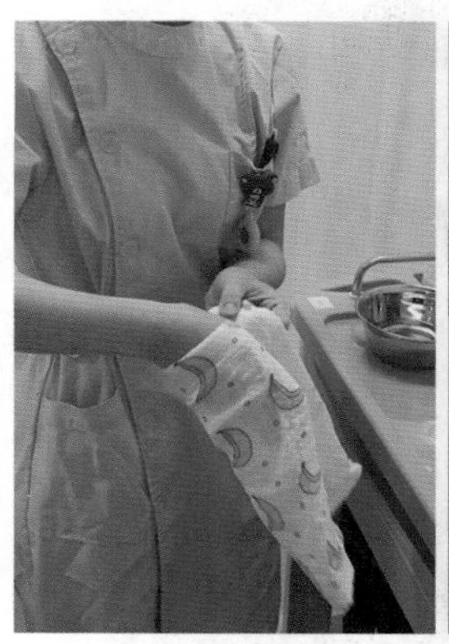
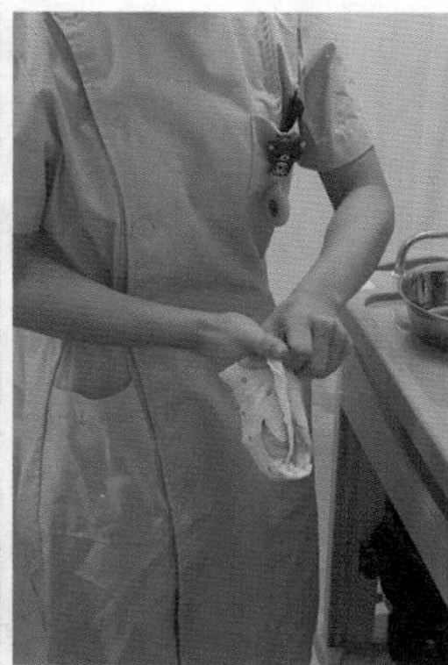
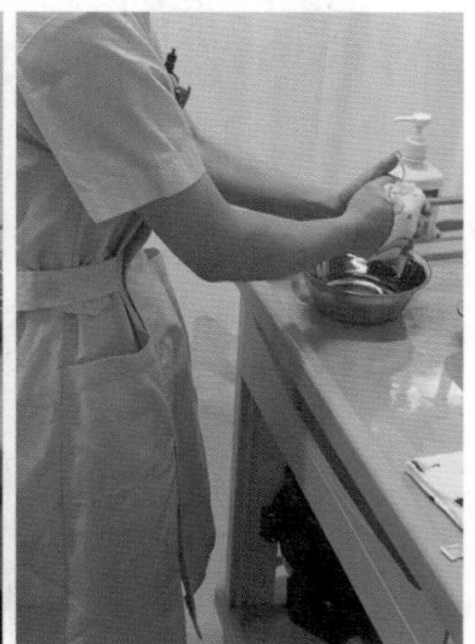

图 11–4　温水浸湿小毛巾

3. 拭浴双上肢

（1）手法：延离心方向轻轻拍拭，边擦拭边按摩，注意用力均匀；1 个部位擦拭完毕后重新浸湿小毛巾擦拭（图 11–5）。

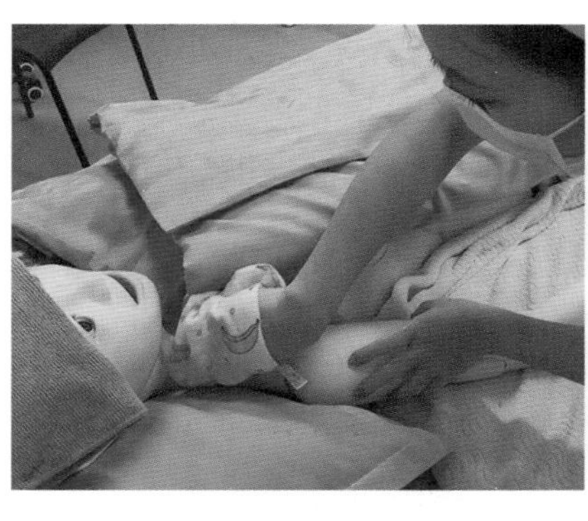
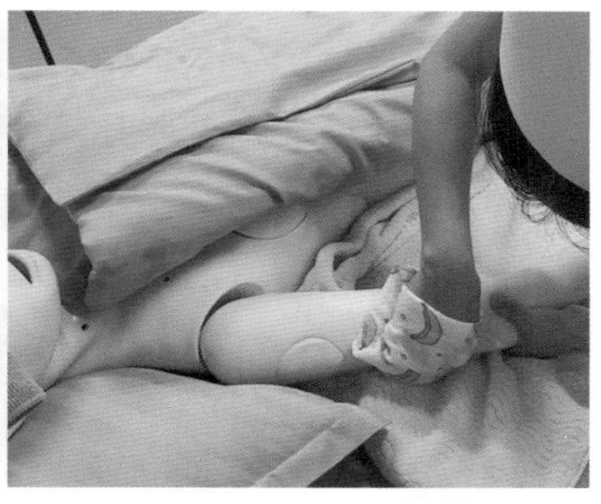

图 11-5　轻拍拭浴

（2）顺序：颈部外侧→肩→上臂外侧→手背；侧胸→腋窝→上臂内侧→肘窝→前臂内侧→掌心。

从颈部外侧开始，沿肩、上臂外侧向离心方向轻轻拍拭至手背部，边擦拭边按摩，注意用力均匀；再用温水湿润小毛巾后，从侧胸开始，轻拍擦拭至腋窝，沿上臂内侧经肘窝、前臂内侧擦拭至掌心。右侧上肢擦拭完毕后，用大浴巾擦干皮肤（图 11-6）。协助患者面向护士侧卧，将左侧上肢置于身体上方，左上肢下垫大浴巾（图 11-7）。同法擦拭左侧上肢。在擦拭腋窝、肘窝、掌心等部位时应稍用力，停留时间延长。

腋窝、肘窝、掌心、腘窝处为大血管流经部位，擦拭时稍用力并停留一段时间可促进散热。

4. 拭浴腰背部

（1）顺序：肩部→背部→臀部。

擦拭完双上肢，患者保持侧卧位，将大浴巾垫于腰背部下，从颈下肩部开始轻拍擦拭至臀部（图 11-8），大浴巾擦干。上身擦拭完毕，将第一块小毛巾置于治疗车下层；协助患者穿干净的上衣，先穿远侧上肢，后穿近侧上肢；协助患者取平卧位。

若患者肢体有疾患，则先穿患则，后穿健侧。

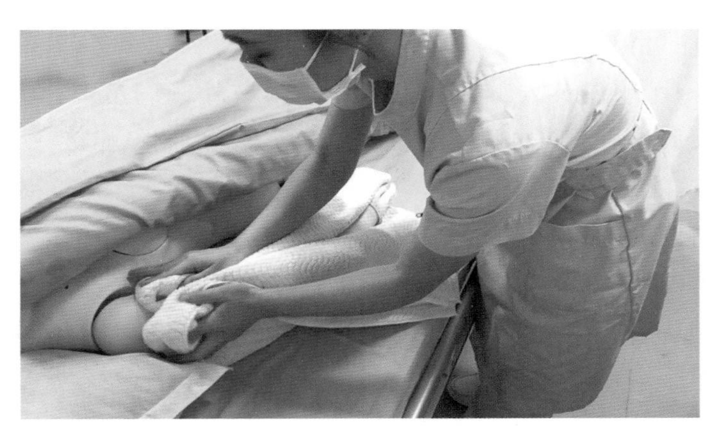

图 11-6　大浴巾擦干皮肤

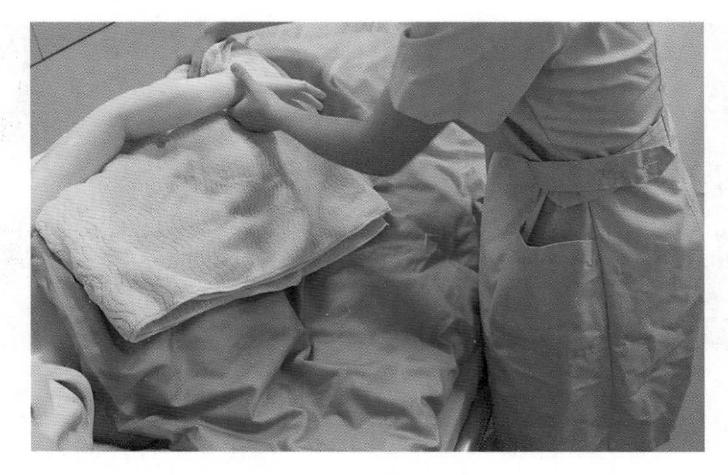

图 11-7　协助患者面向护士侧卧、垫大浴巾

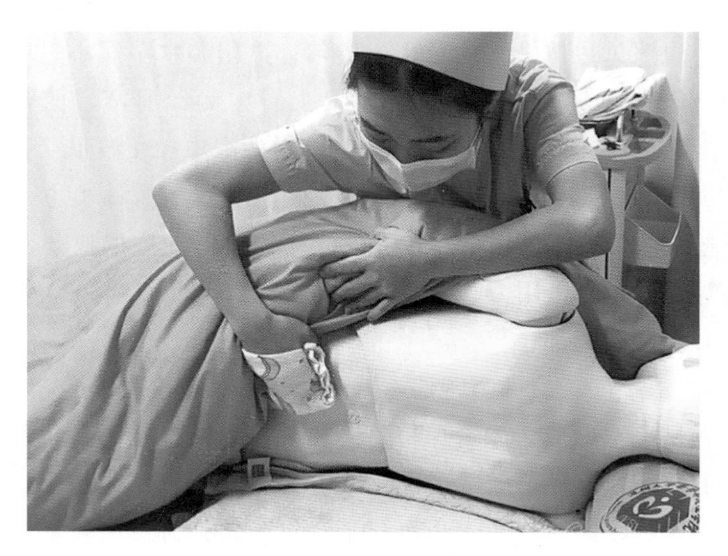

图 11-8　拭浴腰背部

5. 拭浴双下肢

（1）顺序：大腿外侧→髂骨→下肢外侧→足背；大腿内侧→腹股沟→下肢内侧→内踝；臀下→大腿后侧→腘窝→小腿→足跟。

协助患者脱下裤子，暴露出右侧下肢，将大浴巾铺垫于下肢下；另换一条小毛巾，浸湿温水后，沿大腿外侧，经髂骨、下肢外侧擦拭至足背；再沿大腿内侧，经腹股沟、下肢内侧擦拭至内踝；护士一只手抬起大腿，从臀下，沿大腿后侧擦拭至腘窝、小腿、足跟（图 11-9）。在擦拭腹股沟、腘窝时应稍用力，停留时间延长。

同法擦拭左侧下肢。各部位擦拭完毕后用大浴巾擦干，撤去大浴巾，协助患者穿好清洁裤子。

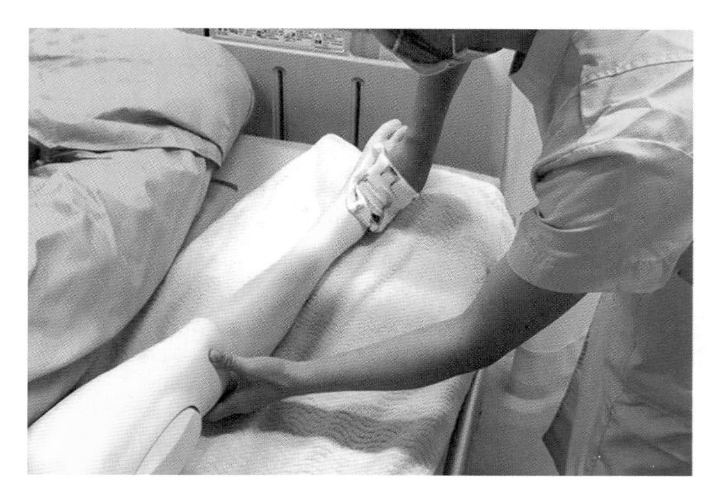

图 11-9　拭浴双下肢

6. 病情观察

在擦拭过程中要随时观察患者的病情变化，有无寒战、面色苍白、脉搏和呼吸异常等情况。若有不适应立即停止擦拭。

➡ 拭浴后整理

1. 擦拭完毕后，撤去热水袋

盖好盖被，取舒适体位，整理好床单位。

2. 测脉搏

拭浴完结后为患者测量脉搏（图 11-10）。

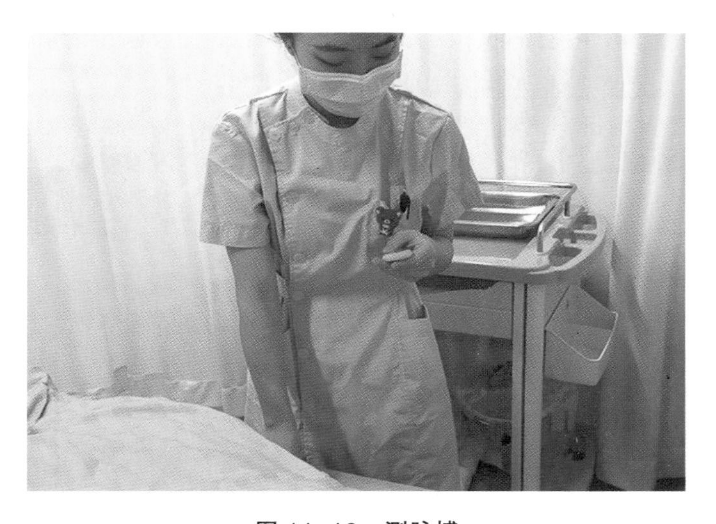

图 11-10　测脉搏

重点·笔记

在整个擦拭过程中，注意避开：枕部、胸腹部、足底部等冷疗禁忌部位。

重点·笔记

3. 洗手，脱口罩

按七步洗手法洗手，脱口罩。

4. 查对、记录

在临时医嘱单上签名并记录时间，记录降温时间、治疗反应及降温效果。

5. 效果判断

擦拭完毕 30 分钟后测量患者的体温，体温降至 39℃以下后取下冰袋。

6. 整理及指导

拉开床帘、开窗通风，健康宣教，感谢患者配合。

7. 时间要求

为患者降温，操作过程每个肢体（四肢、腰背部）需擦拭至少 3 分钟，整个过程要求 20 分钟内完成。

【注意事项】

1. 拭浴时，以拍拭的方式进行，不用摩擦的方式，因摩擦生热会抵消降温效果。

2. 拭浴时，在腋窝、腹股沟、腘窝等大血管丰富处多停留一段时间，可增加散热。

3. 在拭浴过程中严密观察患者的局部皮肤情况和反应情况，如若出现寒战、面色苍白、脉搏呼吸异常，应立即停止拭浴。

4. 严禁拭浴的部位：枕后、心前区、腹部、足底。

5. 严禁使用乙醇拭浴的人群：新生儿、血液病患者、年老体弱患者，此类患者高热降温需使用温水拭浴。

【测试题】

患者，男，38 岁。发热待查入院，T 39.7℃，护士遵医嘱为其温水拭浴。（1~2 题共用题干）

1. 温水擦浴前，先置冰袋于头部，其目的是（　　）

A. 防止反射性心率减慢

B. 降低头部温度

C. 增加局部血流

D. 防止脑水肿

E. 防止颅内压升高

2. 头部冰袋取下的标准是体温降至（　　）

A. 37.5℃　　B. 38.0℃　　C. 38.5℃

D. 39.0℃　　E. 39.5℃

3. 简答：为何严禁拭浴颈后、前胸、腹部、足底等部位？

【评价标准】

温水拭浴操作质量标准

<table>
<tr><th>项目</th><th colspan="2">操作质量标准</th></tr>
<tr><td>评估</td><td colspan="2">·通过查看床头卡和腕带，认真查对床号、姓名、住院号
·全面评估患者（病情、体温、意识、治疗、心理状态及合作程度，全身皮肤情况，肢体活动能力）
·评估患者对操作的认知情况，并充分告知患者
·准确告知操作目的，患者能够充分理解并同意
·准确解释操作方法、可能出现的不适及配合操作的方法，取得患者配合</td></tr>
<tr><td>准备</td><td colspan="2">·着装整齐，指甲修剪干净，洗手，戴口罩
·环境满足操作需要，关闭门窗，拉屏风遮挡
·物品准备齐全，放置合理
·拭浴用的温水温度适宜</td></tr>
<tr><td rowspan="2">实施</td><td>拭浴前准备</td><td>·再次查对患者，评估环境，关闭门窗、拉床帘，必要时协助患者排空尿便
·洗手，戴口罩
·协助患者取平卧位
·置冰袋于头部，置热水袋于足底
·脱去患者上衣方法正确，盖好盖被</td></tr>
<tr><td>拭浴过程</td><td>·小毛巾缠绕方式正确，拧干适度
·拭浴肢体下垫浴巾方法正确连贯
·以离心方向轻拍擦拭，拭浴手法正确
·拭浴双上肢顺序正确。右侧上肢：颈部外侧→肩部→上臂外侧→手背侧胸→腋窝→上臂内侧→手心；左侧上肢：协助患者面向护士侧卧位，同法擦拭
·拭浴肩背部顺序正确。保持侧卧位：颈下肩部→臀部
·更换小毛巾，用过的小毛巾置于治疗车下层</td></tr>
</table>

重点·笔记

续表

<table>
<tr><th>项目</th><th colspan="2">操作质量标准</th></tr>
<tr><td rowspan="2">实施</td><td>拭浴过程</td><td>·拭浴双下肢顺序正确。右侧下肢：大腿外侧→髂骨→下肢外侧→足背，大腿内侧→腹股沟→下肢内侧→内踝，臀下→大腿后侧→腘窝→小腿→足跟；左侧下肢：同法擦拭
·用大浴巾擦干各肢体方法正确
·拭浴过程中变换体位正确
·更换干净衣裤方法正确
·拭浴过程中在腋窝、肘窝、掌心、腹股沟、腘窝、足背稍作停留用力拍拭
·拭浴过程中避开枕后、胸前区、腹部、足底
·观察患者擦浴过程中的反应
·时间要求：每侧肢体（四肢、腰背部）各 3 分钟，擦拭全程 20 分钟以内完成</td></tr>
<tr><td>拭浴后整理</td><td>·撤去热水袋，保持舒适体位，整理床单位
·测量患者脉搏
·洗手，脱口罩
·核对、记录，记录方法全面、正确
·及时观察患者反映，能正确判断治疗效果（口述）
·用物处理恰当，脏衣物、小毛巾、大浴巾放置位置正确
·拉开床帘，开窗
·根据病情进行健康宣教</td></tr>
<tr><td>效果评价</td><td colspan="2">·在规定时间内完成操作
·操作熟练、流畅，动作轻柔，应变能力强
·全程与患者沟通交流，富有真情实感
·语言、动作符合专业规范
·具备爱伤观念
·严格遵守查对原则
·注意人文关怀，沟通时面带微笑，称呼合适，用语亲切</td></tr>
</table>

（方淇玉　黄玲玲）

重点·笔记

第十二章　生命体征测量

【操作目的】

1. 判断体温、脉搏、呼吸、血压有无异常。
2. 动态监测生命体征的变化，间接评估病情。
3. 协助诊断，为预防、治疗、康复和护理提供依据。

【常用英文词汇】

radial artery 桡动脉
cyanosis 发绀
calibrate 校准
diastolic pressure 舒张压
systolic pressure 收缩压
sphygmomanometer 血压计
stethoscope 听诊器
centigrade 摄氏度
thermometer 体温计
mercury 汞

【病例】

患者，男，65 岁。诊断为高血压、脑梗死、左侧肢体偏瘫，今日入院。医生开具医嘱，测量患者体温、呼吸、脉搏、血压，请你根据医嘱为该患者测量生命体征。

【医嘱单】

深圳大学 X 医院

长 期 医 嘱 单

姓名：[illegible]　性别：男　年龄：65 岁　科室：神经内科　住院号：[illegible]　床号：10

起始		医嘱内容	医生签名	护士签名	停止		医生签名	护士签名
日期	时间				日期	时间		
03-11	08:30	测体温、脉搏、呼吸、血压　Bid	[illegible]	[illegible]				

【操作前准备】

1. 患者

查对：床号、姓名、腕带、床头卡。
评估：患者的年龄、病情、意识状态、治疗情况、心理状态

重点·笔记

（情绪稳定）、合作程度（愿意配合）及有无影响测量结果的情况。

·评估患者测温前20~30分钟有无运动、进食、冷热饮、冷热敷、洗澡、坐浴、灌肠等；

·测脉搏前需评估患者有无剧烈运动、紧张、恐惧、哭闹等；

·测呼吸时需要求患者保持自然呼吸状态，避免有剧烈运动、情绪激动等；

·测血压前有无吸烟、饮咖啡、运动、情绪变化等；并嘱患者排空膀胱。

解释：解释生命体征测量的目的、方法、注意事项及配合要点。

体位：体位舒适，方便操作。

2. 环境

室温适宜，光线充足，环境安静。

3. 护士准备

衣帽整洁，修剪指甲，洗手，戴口罩。

4. 用物准备

容器2个（1个盛放已消毒的体温计，1个用于盛放测温后的体温计）、血压计、听诊器、纱布2块、表（有秒针）、笔、记录本、快速手消毒液（图12-1）。

测量前检查体温计无破损，水银柱在35℃以下；检查血压计玻璃管无裂损，刻度清晰，加压气球和橡胶管无老化、漏气，袖带宽窄合适，水银充足、无断裂；检查听诊器橡胶管无老化、衔接紧密，听诊器传导正常。

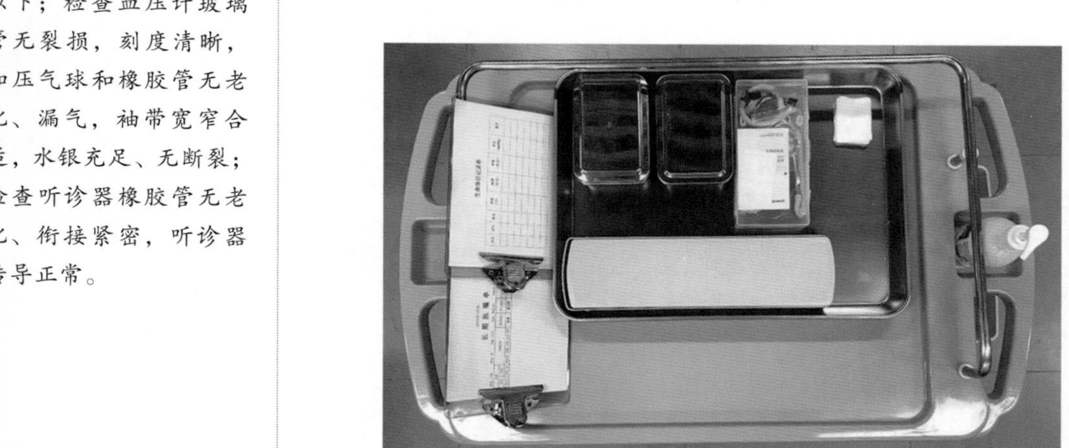

图12-1　生命体征测量用物准备

【操作步骤】

重点·笔记

1. 查对

推车至床旁，查对患者床号、姓名、腕带、床头卡，再次解释说明，做好心理护理，以取得患者配合。

2. 洗手，戴口罩

按七步洗手法洗手，戴上口罩。

3. 测体温

询问患者有无腋汗，嘱咐或协助患者擦干腋汗；将体温计水银端放在腋窝正中，紧贴皮肤，嘱患者屈臂过胸，夹紧体温计，计时（10 分钟后取出）。

4. 测脉搏

告知患者测量项目，嘱患者伸展手腕，保持安静；用示指、中指、无名指的指端按压在患者桡动脉上，计数（正常测 30 秒 ×2，脉搏异常者测 1 分钟）。

测量脉搏时需注意脉律、脉搏强弱等。

5. 测呼吸

将手放在患者的诊脉部位似诊脉状，眼睛观察患者胸部或腹部的起伏，计数（正常测 30 秒 ×2，呼吸异常或婴儿测 1 分钟）。

女性以胸式呼吸为主，男性和儿童以腹式呼吸为主。

观察呼吸频率、深度、节律、音响、形态及有无呼吸困难。

6. 测血压

（1）告知测量项目。

（2）体位：协助患者取坐位或平卧位，保持上臂（肱动脉）与心脏处于同一水平。

坐位：平第四肋；仰卧位：平腋中线。

（3）手臂：选择未测量体温的手臂，嘱患者肘部伸直，手掌向上，卷衣袖于合适位置，必要时脱袖。

（4）血压计：打开血压计、垂直放妥，打开水银槽开关。

避免水银柱倾倒。

（5）缠袖带：排空袖带内的空气，将袖带缠于上臂中部，下缘距离肘窝 2~3cm，松紧以可放入一指为宜（图 12-2，图 12-3）；

（6）听诊器：戴听诊器，触摸肱动脉搏动，将听诊器胸件放在肱动脉搏动明显处（图 12-4），一手固定，另一只手握加压气球。

听诊器胸件不可塞在袖带内。

（7）充气：关闭气门，加压充气，充气到肱动脉搏动音消失后再升高 20~30mmHg。

充气不可过快、过猛。

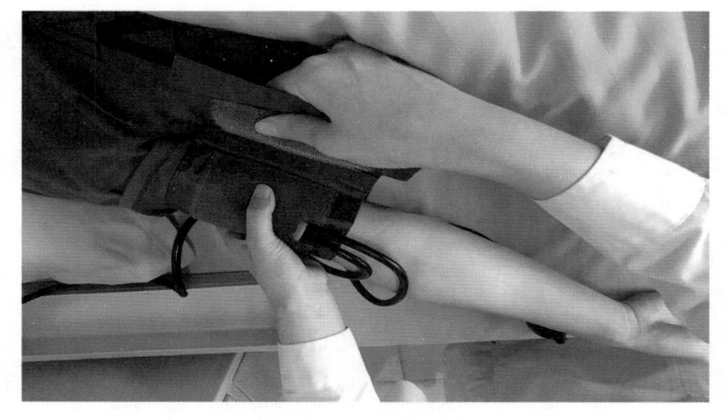

图 12-2　缠袖带

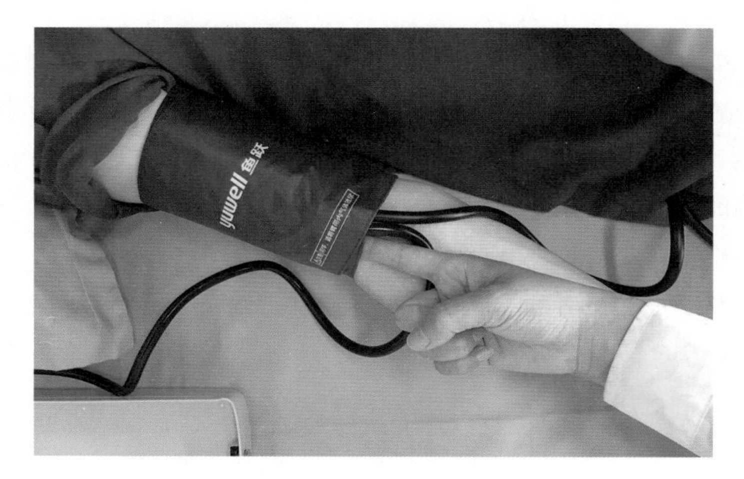

图 12-3　评估松紧度

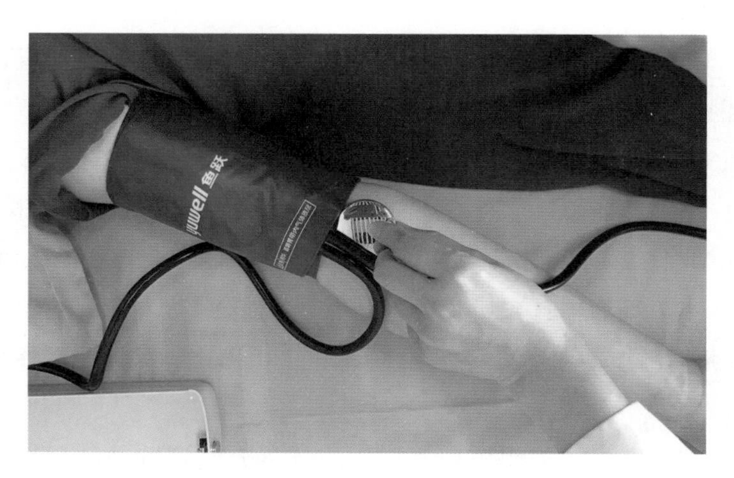

图 12-4　听诊器放置部位

（8）放气：轻轻打开气门，缓慢放气，速度约 4mmHg/ 秒，放气过程中听到的第一音为收缩压，减弱至消失音为舒张压。

（9）整理血压计：解下袖带，排尽袖带内余气，将血压计向右倾斜 45°（图 12–5），使汞全部进入汞槽后再关闭汞槽开关，整理袖带，关闭血压计。

重点·笔记

读数时眼睛视线保持与水银柱弯月面同一水平。

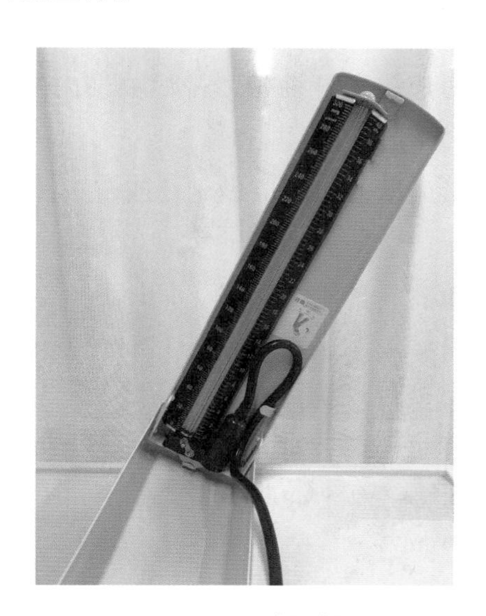

图 12–5　血压计倾斜 45°

（10）协助患者穿衣袖或放下袖子。

7. 体温读数

10 分钟后，嘱患者或协助患者取出体温计，并用纱布擦干，读数后将体温计甩至 35℃以下，放于消毒盒内。

8. 恢复体位、整理床单位

协助患者恢复体位，整理床单位。

9. 洗手，脱口罩，查对、记录

在记录本上记录体温、脉搏、呼吸、血压结果，并将结果告知患者。

10. 健康指导

实施健康宣教，感谢患者配合。

11. 整理用物

按要求规范处理用物。

12. 时间要求

生命体征测量要求 12 分钟内完成（从备物前洗手开始至推

重点·笔记

车离开）。

【注意事项】

1. 操作前充分评估患者的状态，避免存在影响测量值的因素。

2. 测量方法正确，测量值准确无误；如测量结果异常或与病情不符时，应重测。

3. 重测血压时应先松开袖带，排尽袖带内的空气，并将水银柱降至“0”点，休息片刻后再测量。

4. 需持续测量血压的患者应做到“四定”：定时间、定部位、定体位、定血压计。

5. 脉搏短绌患者，应由 2 名护士同时测量，一人听心率（在心尖部听诊），另一人测脉率，由听心率者发出起始的指令，计时 1 分钟；记录方式为心率 / 脉率。

6. 危重患者呼吸微弱，可用少许棉花置于患者鼻孔前，观察棉花被吹动的次数，计时 1 分钟。

【测试题】

1. 患者，男，52 岁。诊断为细菌性痢疾。护士测量体温时得知其 5 分钟前饮过开水，则应（　　）

A. 嘱其用冷开水漱口后再测量

B. 参照上次测量值记录

C. 改测直肠温度

D. 告知患者 30 分钟后再测口腔温度

E. 暂停测一次

2. 护士小李先为患者测量脉搏、呼吸，测量呼吸时小李的手不离开诊脉部位是为了（　　）

A. 保持患者体位不变

B. 易于计时

C. 不被察觉，以免紧张

D. 对照呼吸与脉搏的频率

E. 观察患者面色

重点·笔记

【评价标准】

生命体征测量操作质量标准

项目	操作质量标准
评估	·通过查看床头卡和手腕带，认真查对床号、姓名、住院号 ·全面评估患者（病情、意识、心理、合作程度） ·评估患者对操作的认知情况，并充分告知患者 ·告知操作目的准确，患者能够充分理解并同意 ·解释操作方法、可能出现的不适及配合操作的方法准确，取得患者配合 ·全面评估影响生命体征测量结果的因素
准备	·着装整齐，指甲修剪干净 ·环境满足操作需要 ·洗手，戴口罩 ·用物齐全，放置合理 ·检查体温计，体温计甩至 35℃以下 ·检查血压计质量，玻璃管无裂损，刻度清晰 ·血压计加压气球和橡胶管无老化、漏气 ·根据患者年龄选择合适的袖带 ·水银充足、无断裂，水银柱在“0”刻度下 ·检查听诊器橡胶管无老化、衔接紧密，听诊器传导正常
实施	·体位舒适，适合操作 ·体温计放置方法正确，患者夹体温计姿势合适 ·计时 ·测脉搏前告知患者测量项目，嘱患者保持安静 ·测量部位及手法正确 ·根据病情计数 30 秒至 1 分钟 ·测呼吸方法正确 ·测血压前告知测量项目，协助患者取坐位或卧位 ·嘱患者或协助患者卷袖至合适位置，且保持平整 ·袖带平整，位置正确，松紧符合要求 ·上臂、心脏与血压计在同一水平位 ·听诊器胸件放置位置合适 ·充气方法正确，快慢适宜 ·放气速度适中 ·读数方法正确 ·血压计整理妥当 ·体温测量时间符合要求 ·取出体温计，用纱布擦干

重点·笔记

续表

项目	操作质量标准
实施	·体温计读数方法正确 ·读数准确 ·甩体温计方法正确，放入消毒盒内 ·记录测量结果正确 ·整理患者、床单位 ·健康宣教具有针对性 ·用物整理规范
效果评价	·在规定时间内完成操作 ·测量结果准确 ·操作熟练、流畅，动作轻柔，应变能力强 ·全程与患者沟通交流，富有真情实感 ·语言、动作符合专业规范 ·具备爱伤观念 ·严格遵守查对原则 ·注意人文关怀，沟通时面带微笑，称呼合适，用语亲切

（张　琰）

重点·笔记

第十三章　鼻氧管给氧法

【操作目的】

1. 纠正各种原因造成的缺氧状态，提高动脉血氧分压（PaO_2）和动脉血氧饱和度（SaO_2），增加动脉血氧含量（CaO_2）。

2. 促进组织的新陈代谢，维持机体生命活动。

【常用英文词汇】

carbon dioxide 二氧化碳

cyanosis 发绀、青紫

catheter 导管

combustible 易燃的

dyspnea 呼吸困难

hypoxia 组织缺氧

hypoxemia 血氧不足

nasal cannula 输氧鼻管

nostril 鼻孔

pneumonia 肺炎

【病例】

患者，女，45 岁。诊断为肺炎，今晨患者自诉胸闷不适，口唇青紫，呼吸困难，查 SaO_2 85%。医生开具医嘱，予以低流量吸氧，请你根据医嘱为该患者实施吸氧治疗。

低流量：1~2L/min；
中流量：2~4L/min；
高流量：4~6L/min。

【医嘱单】

深圳大学 X 医院

长 期 医 嘱 单

姓名：[illegible]　性别：女　年龄：45 岁　科室：呼吸内科　住院号：[illegible]　床号：14

起始		医嘱内容	医生签名	护士签名	停止		医生签名	护士签名
日期	时间				日期	时间		
01-11	08:30	低流量吸氧　QH	[illegible]	[illegible]				

【操作前准备】

1. 患者

查对：床号、姓名、腕带、床头卡。

重点·笔记

鼻腔异常情况：鼻中隔弯曲、鼻息肉等。

湿化瓶内装1/3~1/2灭菌注射用水。

急性肺水肿用20%~30%乙醇。

评估：患者的年龄、病情（基础疾病和有无高碳酸血症风险）、缺氧程度（查看口唇、甲床）、意识状态、治疗情况、心理状态（情绪稳定）、合作程度（愿意配合）、双侧鼻腔（有无分泌物堵塞及异常）、对氧疗及用氧安全的认知。

解释：解释吸氧的目的、方法、注意事项、可能出现的不适及配合要点。

体位：体位舒适，方便操作。

2. 环境

室温适宜、光线充足，环境安静、清洁，远离火源。

3. 装置

有中心供氧装置和流量表，功能完好。

4. 护士准备

衣帽整洁，修剪指甲，洗手，戴口罩。

5. 用物准备

（1）给氧备物：湿化瓶、灭菌注射用水、通气导管、不锈钢治疗碗（内盛冷开水）、棉签、安尔碘、鼻氧管、笔、输氧卡、手电筒、不锈钢弯盘、快速手消毒液（图13-1）。

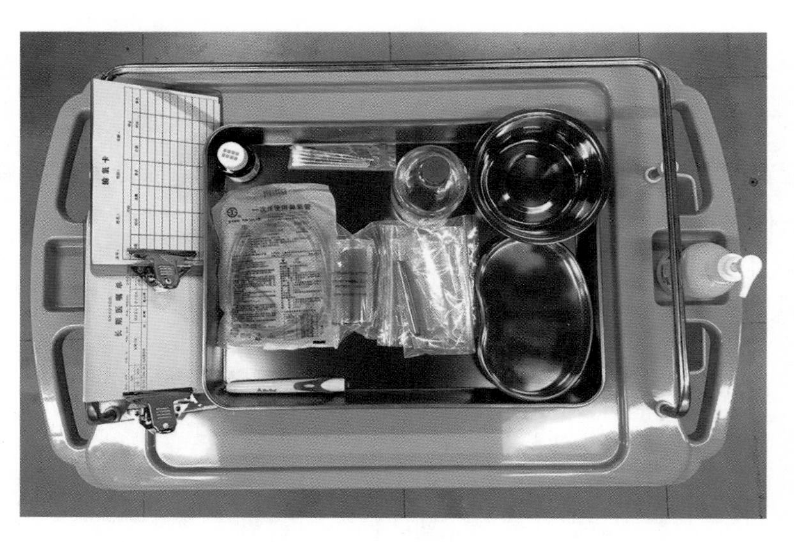

图13-1　给氧用物准备

（2）停氧备物：纱布、不锈钢弯盘、快速手消毒液。

【操作步骤】

➡ 给氧

1. 查对

推车至床旁，查对患者床号、姓名、腕带、床头卡；再次解释说明，做好心理护理，以取得患者配合。

2. 洗手，戴口罩

按七步洗手法洗手，戴上口罩。

3. 清洁检查鼻腔

棉签蘸取治疗碗内冷开水→湿润棉签→依次清洁双侧鼻腔并检查。

4. 安装通气管

将通气管安装到流量表上，避免污染。

5. 安装湿化瓶

将灭菌注射用水倒入湿化瓶中，并将湿化瓶连上流量表。

6. 连接

将鼻氧管与流量表的出口相连接。

7. 调节氧流量

根据医嘱进行氧流量调节。

8. 湿润并检查鼻氧管

将鼻氧管前端垂直向下放入冷开水中湿润，并检查鼻氧管是否通畅。

9. 插管

将鼻氧管轻轻插入患者鼻腔 1cm。

10. 固定

将鼻氧管环绕患者耳后向下放置并调节松紧度。

11. 整理

整理床单位，询问患者是否不适；整理其他用物（按医疗废物处理原则）。

12. 洗手，脱口罩

按七步洗手法洗手，脱下口罩。

13. 查对，记录

再次查对患者信息，在医嘱单和输氧卡上记录给氧时间、流

重点·笔记

按照无菌原则倾倒灭菌注射用水。

给氧时应先调节氧流量，再将鼻氧管插入鼻腔。

重点·笔记

同时需在护理记录单上记录给氧时间、流量、患者反应，便于病情观察和对照。

评估氧疗效果，是否符合停氧指征。

卸下的通气管和湿化瓶放置在弯盘内。

量、签名，将输氧卡挂于患者床头。

14. 交代感谢

嘱远离火源、禁吸烟、勿私自调节氧流量，感谢患者配合。

15. 时间要求

给氧操作要求 7 分钟内完成（从备物前洗手开始至推车离开）。

➡ 停氧

1. 查对，评估，解释

再次查对患者信息，评估氧疗效果，向患者做好解释。

2. 洗手，戴口罩

按七步洗手法洗手，戴上口罩。

3. 拔管

取下鼻氧管→关闭流量表→将鼻氧管与流量表分离，扔至黄色垃圾袋。

4. 整理

清洁患者，协助患者取舒适体位、整理床单位→卸下流量表、湿化瓶及通气导管→整理用物（按医疗废物处理原则）。

5. 洗手，脱口罩

按七步洗手法洗手，脱下口罩。

6. 查对，记录

再次查对患者信息，在医嘱单和输氧卡上记录停氧时间、签名。

7. 健康指导

询问患者感受，健康宣教，感谢配合。

【注意事项】

1. 给氧前检查氧气装置有无漏气，是否通畅。

2. 使用氧气时，应先调节流量再插鼻氧管；中途如需调节氧流量，应先分离鼻氧管与流量表连接处，调节好后再接上；停氧时先取下鼻氧管，再关闭流量表开关。

3. 用氧过程中加强巡视，注意观察患者意识状态、心率、呼吸、发绀改善程度及氧疗并发症；观察鼻腔黏膜情况，黏膜干燥时宜使用水基润滑剂涂抹。

重点·笔记

4. 注意观察管路与患者的连接情况，管路破损、断裂和可见污染时应立即更换。

5. 氧疗时应告知患者、家属 / 陪护人员，氧疗过程中不能自行调节流量；如出现头痛、头晕、鼻黏膜干燥等情况要及时告诉医护人员。

6. 如患者意识清楚，还应告知患者如何摘、戴氧疗装置，并告知移除氧疗装置的时机。

【测试题】

患者，男，65 岁。因冠心病入院，在静脉输液过程中出现呼吸困难、咳嗽，咳粉红色泡沫痰。遵医嘱给予高流量吸氧。（1~2 题共用题干）

1. 给氧时护士应选择的吸氧流量为（　　）

A. 1~2L/min　　B. 3~4L/min
C. 5~6L/min　　D. 6~8L/min
E. 9~10L/min

2. 湿化瓶内应放入的液体是（　　）

A. 灭菌蒸馏水　　B. 温开水
C. 冷开水　　D. 生理盐水
E. 乙醇

【评价标准】

鼻氧管给氧法操作质量标准

项目	操作质量标准
评估	· 通过查看床头卡和手腕带，认真查对床号、姓名、住院号 · 全面评估患者（病情、意识、心理、合作程度、缺氧程度） · 评估患者对操作的认知情况，并充分告知患者 · 告知操作目的准确，患者能够充分理解并同意 · 解释操作方法、可能出现的不适及配合操作的方法准确，取得患者配合 · 用手电筒评估患者鼻腔情况
准备	· 着装整齐、指甲修剪干净 · 环境满足操作需要 · 洗手、戴口罩 · 物品准备齐全，性能完好，放置合理

重点·笔记

续表

<table>
<tr><th>项目</th><th colspan="2">操作质量标准</th></tr>
<tr><td rowspan="2">实施</td><td>给氧</td><td>·再次查对
·洗手、戴口罩
·依次清洁患者鼻腔，动作轻柔
·安装通气管，避免污染
·严格按照无菌原则将灭菌注射用水倒入湿化瓶内，符合容量要求
·根据医嘱调节氧流量
·鼻氧管润滑通畅
·插入鼻氧管动作轻柔（注意沟通），以免损伤鼻腔黏膜
·固定时动作轻柔，松紧适宜，美观，防止因导管太紧损伤皮肤
·在医嘱单、输氧卡上记录氧流量、时间、姓名，记录准确、完整
·输氧卡放置合适
·交代注意事项全面
·用物整理规范</td></tr>
<tr><td>停氧</td><td>·重新查对患者信息
·评估患者氧疗效果，符合停氧要求
·解释停氧目的，使患者知情同意
·停氧方法正确
·操作后记录准确
·用物整理规范
·根据病情进行健康宣教</td></tr>
<tr><td>效果评价</td><td colspan="2">·在规定时间内完成操作
·操作熟练、流畅，动作轻柔，应变能力强
·全程与患者沟通交流，富有真情实感
·语言、动作符合专业规范
·具备爱伤观念
·符合查对原则、无菌原则
·注意人文关怀，沟通时面带微笑，称呼合适，用语亲切</td></tr>
</table>

（张　琰）

重点·笔记

第十四章　经口吸痰法

【操作目的】

1. 清除呼吸道分泌物，保持呼吸道通畅。
2. 促进呼吸功能，改善肺通气。
3. 预防并发症发生。

【常用英文词汇】

secretion 分泌物
dyspnea 呼吸困难
pharynx 咽
oropharynx 口咽
oral cavity 口腔
suction catheter 吸引导管
suction 抽吸、吸
sputum 痰
tachypnea 呼吸急促
postural drainage 体位引流

【病例】

患者，女，75 岁。诊断为脑梗死，浅昏迷。检查：T 36.5℃，P 85 次 / 分，R 20 次 / 分，BP 136/85mmHg，SaO_2 90%，肺部听诊有痰鸣音，无力咳出。医生开具医嘱，给予必要时吸痰，请你根据医嘱为该患者实施吸痰操作。

【医嘱单】

深圳大学 X 医院

长 期 医 嘱 单

姓名：[illegible]　性别：女　年龄：75 岁　科室：神经内科　住院号：[illegible]　床号：03

起始		医嘱内容	医生签名	护士签名	停止		医生签名	护士签名
日期	时间				日期	时间		
02-16	08:30	吸痰　PRN	[illegible]	[illegible]				

【操作前准备】

1. 患者

查对：床号、姓名、腕带、床头卡。

重点·笔记

检查患者口、鼻腔黏膜情况，如经口吸痰有困难，可由鼻腔吸引。

昏迷患者可用压舌板或张口器帮助张口。

评估：患者的年龄、病情、意识状态、治疗情况、心理状态（情绪稳定）、合作程度（愿意配合）、有无将呼吸道分泌物排出的能力、血氧饱和度情况；用手电筒检查患者口、鼻腔，取下活动性义齿。

解释：解释吸痰的目的、方法、注意事项、可能出现的不适及配合要点。

体位：体位舒适，方便操作。

2. 环境

室温适宜、光线充足，环境安静、清洁。

3. 装置

调节负压：
成人：40.0~53.3kPa
儿童：<40.0kPa

有中心负压装置，贮液瓶、连接管组装妥当。打开开关，检查吸引器性能，调节负压。

4. 护士准备

衣帽整洁，修剪指甲，洗手，戴口罩。

5. 用物准备

严格遵守无菌原则。

（1）用物：小治疗盘、无菌治疗碗 2 个、无菌生理盐水、无菌治疗巾 2 块、一次性无菌吸痰管 1 根、无菌纱布 2 块、安尔碘、棉签、不锈钢弯盘、手电筒、快速手消毒液；必要时备压舌板、开口器、舌钳等。

（2）备物：铺无菌盘，内放无菌治疗碗 2 只（分别为试吸碗和冲洗碗，碗内盛无菌生理盐水）、纱布、无菌治疗巾、一次性无菌吸痰管、医嘱单（图 14-1）。

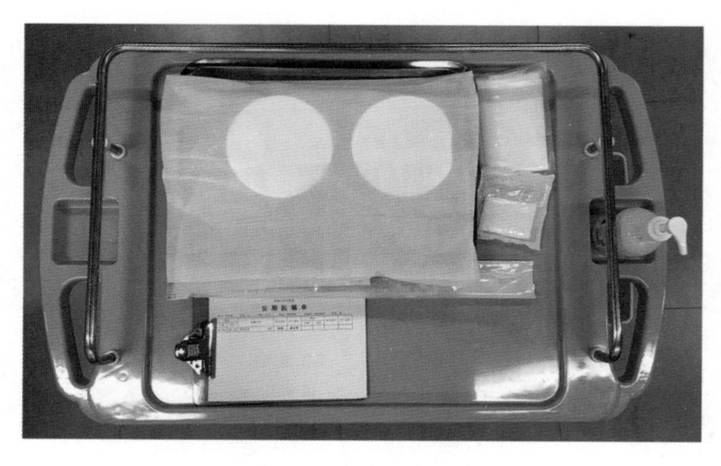

图 14-1　经口吸痰法用物准备

【操作步骤】

1. 查对

推车至床旁，查对患者床号、姓名、腕带、床头卡，再次解释说明，做好心理护理，以取得患者配合。

2. 调节体位

将患者头偏向一侧，面向操作者；铺无菌治疗巾于患者颌下。

3. 洗手、戴口罩

按七步洗手法洗手，戴上口罩。

4. 准备无功治疗盘

将无菌治疗盘移至床头桌，并打开治疗巾。

5. 连接吸痰管

打开吸痰管包装→取出无菌手套→右手戴无菌手套→取出吸痰管→连接吸痰管。

取吸痰管时避免污染吸痰管前端和无菌手套。

6. 调负压

打开负压装置，根据患者年龄调节负压至合适的强度。

7. 试吸

在试吸碗中试吸少量生理盐水检查吸痰管是否通畅，同时润滑导管前端。

8. 吸痰

左手持连接管与吸痰管连接处，开放吸痰管侧孔，右手持吸痰管前端（图 14-2）轻轻将吸痰管插入口咽部约 10~15cm，关闭吸痰管侧孔，抽吸分泌物。

吸痰顺序：先吸口咽部再吸气管内分泌物；经人工气道吸痰先吸导管内，再吸口、鼻腔。

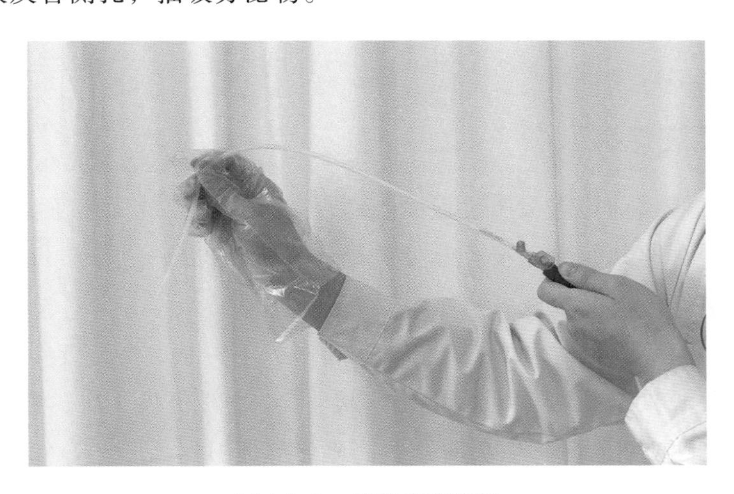

图 14-2　持吸痰管姿势

吸痰手法：左右搓动旋转吸痰管并向上提拉，每次抽吸时间 < 15 秒。

吸痰时注意观察患者的反应，如面色、呼吸、心率、血压等；观察吸出液的色、质、量。

9. 冲管

吸痰完毕后将吸痰管放入冲洗碗中抽吸生理盐水冲管。

10. 整理

右手包裹吸痰管前端并将吸痰管缠绕握在手中。

11. 关闭负压，分离吸痰管

将连接管插入床头桌旁盛有消毒液的试管中，吸痰管与无菌手套丢入黄色垃圾桶内，撤走颌下治疗巾。

12. 安置患者

擦净脸部分泌物，恢复体位，整理床单位。

13. 整理用物

外包装袋丢入黑色垃圾桶，无菌治疗盘移回治疗车上。

14. 洗手，脱口罩

按七步洗手法洗手，脱下口罩。

15. 查对，记录

再次查对患者信息，在医嘱单上记录操作时间、签名，在护理记录单上记录痰液的量、颜色、黏稠度、气味、患者的反应等。

16. 询问、感谢

询问患者感受，感谢患者配合。

17. 健康宣教

告知患者及其家属呼吸道疾病的预防保健知识、有效将痰液咳出的方法等。

18. 时间要求

吸痰操作要求 10 分钟内完成（从备物前洗手开始至推车离开）。

【注意事项】

1. 吸痰前检查负压装置性能是否良好，连接是否正确。

2. 严格执行无菌操作，插管动作轻柔、准确、快速，每次吸痰应更换吸痰管。

3. 痰液黏稠时可配合叩击、雾化吸入等方法，提高吸痰效果。

4. 长期需要吸痰时，负压连接管 24 小时更换 1 次；贮液瓶内液体达 2/3 满时，应及时倾倒，避免损坏机器。

5. 吸痰过程中注意观察患者反应，如出现发绀、心率下降等缺氧症状时，应当立即停止吸痰操作；根据患者缺氧情况，可在吸痰前提高氧浓度；建议在吸痰前的 30~60 秒，向儿童和成人提供 100% 的氧气。

6. 如病情需要多次吸痰时要间隔 3~5 分钟后再次吸痰。

7. 插管时不可有负压，以免引起呼吸道黏膜损伤；如遇阻力不可粗暴盲插。

8. 插管深度：经口吸痰插入 10~15cm，经鼻吸痰插入 20~25cm，经气管插管吸痰插入 30~35cm。

【测试题】

1. 患者，女，50 岁。持续昏迷，护士观察到其痰液黏稠导致呼吸困难，下列处理措施不妥的是（　　）

A. 氧气吸入

B. 用力叩击胸壁脊柱，以利于排痰

C. 必要时用吸引器吸痰

D. 帮助患者多翻身

E. 超声雾化吸入

2. 患者，女，79 岁。诊断为脑卒中，患者意识不清，为其吸痰时应注意的内容不妥的是（　　）

A. 吸出液应及时倾倒

B. 检查管路连接和吸引器性能

C. 吸痰管每次吸痰后更换

D. 每次插入吸痰时间超过 15 秒

E. 痰液黏稠，可配合叩击

【评价标准】

经口吸痰法操作质量标准

项目	操作质量标准
评估	·通过查看床头卡和手腕带，认真查对床号、姓名、住院号 ·全面评估患者（病情、意识、心理、合作程度、生命体征、血氧饱和度等） ·评估患者对操作的认知情况，并充分告知患者 ·准确告知操作目的，患者能够充分理解并同意

重点·笔记

续表

项目	操作质量标准
评估	·解释操作方法、可能出现的不适及配合操作的方法准确，取得患者配合 ·用手电筒评估患者口、鼻腔黏膜情况，适合操作
准备	·着装整齐，指甲修剪干净 ·环境满足操作需要 ·洗手，戴口罩 ·物品准备齐全，性能完好，放置合理
实施	·体位合适，方便操作及病情观察 ·无菌治疗巾放置位置合适 ·操作中避免污染无菌治疗盘 ·吸痰管通畅并润滑 ·取吸痰管方法正确，避免污染吸痰管和无菌手套 ·负压调节合适 ·持管方法规范 ·插管动作轻柔，无负压，以免引起呼吸道黏膜损伤 ·插管深度合适 ·吸痰手法规范，左右旋转向上提拉 ·吸痰时间符合要求 ·吸痰顺序规范 ·吸痰时注意观察病情及痰液情况 ·清醒患者询问其感受，评估吸痰效果 ·清理用物、放置合理 ·整理患者及床单位符合要求 ·健康宣教具有针对性 ·用物整理规范 ·记录完整
效果评价	·在规定时间内完成操作 ·操作熟练、流畅，动作轻柔，应变能力强 ·全程与患者沟通交流，富有真情实感 ·语言、动作符合专业规范 ·具备爱伤观念 ·严格遵守查对原则、无菌原则 ·注意人文关怀，沟通时面带微笑，称呼合适，用语亲切

（张　琰）

重点·笔记

第十五章　鼻　饲　法

【操作目的】

对不能经口进食患者用鼻胃管供给食物和药物，维持患者营养和治疗需要。

【常用英文词汇】

nasogastric gavage 鼻饲法　　tube feeding 管饲

enteral nutrition 胃肠内营养　　nasogastric tube 鼻胃管

liquid diets 流质饮食　　semi-liquid diets 半流质饮食

【病例】

患者，男，68 岁。高血压病史 5 年，以脑出血收入院。经治疗后，患者各项生命体征平稳，意识清醒，但仍不能正常吞咽。医嘱：留置胃管、鼻饲流食。请根据医嘱完成操作。

【医嘱单】

深圳大学 X 医院

长 期 医 嘱 单

姓名：[illegible]　性别：男　年龄：68 岁　科室：神经内科　住院号：[illegible]　床号：20

起始		医嘱内容	医生签名	护士签名	停止		医生签名	护士签名
日期	时间				日期	时间		
01-11	08:30	留置胃管　qd	[illegible]	[illegible]				
01-11	08:30	鼻饲流食　q4h	[illegible]	[illegible]				

深圳大学 X 医院

临 时 医 嘱 单

姓名：[illegible]　性别：男　年龄：68 岁　科室：神经内科　住院号：[illegible]　床号：20

起始		医嘱内容	医生签名	护士签名	执行时间	执行者签名
日期	时间					
01-11	08:30	鼻饲管置管	[illegible]	[illegible]		
01-21	08:30	拔胃管	[illegible]	[illegible]		

重点·笔记

1. 使用手电筒照射鼻腔时，注意遮挡，防止直射患者眼球。

2. 有义齿者应取下义齿，防止脱落、误咽。

【操作前准备】

1. 患者

查对：床号、姓名、腕带、床头卡。

评估：意识状态、鼻饲原因；检查鼻腔是否通畅，鼻黏膜有无充血、鼻中隔有无偏曲、有无鼻息肉，有无义齿；患者对鼻饲、流质饮食及注意事项的认知，合作程度。

解释：解释鼻饲的目的、可能出现的不适及操作中需要配合的方法。

2. 环境

环境清洁、无异味。

3. 护士准备

衣帽整洁，修剪指甲，洗手，戴口罩。

4. 用物准备

（1）评估用物：手电筒。

（2）插管及喂食用物：鼻饲包（内备治疗巾、弯盘、小治疗盘、棉签、手套、鼻胃管、石蜡油棉球、20ml 注射器、止血钳、镊子、纱布 2 块）、盛有鼻饲流食（经测量温度为 38℃ ~ 40℃）的杯子、盛有温开水（经测量温度为 38℃ ~ 40℃）的杯子、橡皮圈、别针、胶布、听诊器、水温计、胃管标识、压舌板、纱布、备用石蜡油或石蜡棉球（图 15–1）。

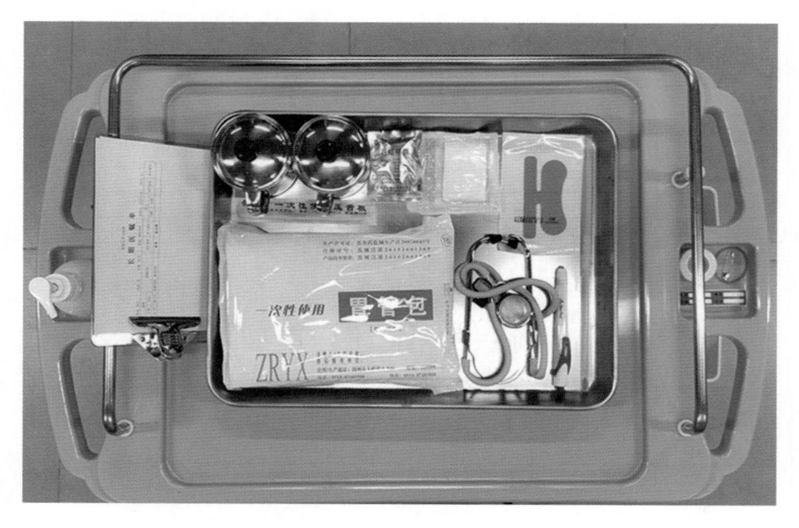

图 15–1　插管及喂食用物

（3）拔管用物：一次性医用垫单、不锈钢弯盘、棉签、装有松节油的小药杯、一次性薄膜手套、纱布（图 15-2）。

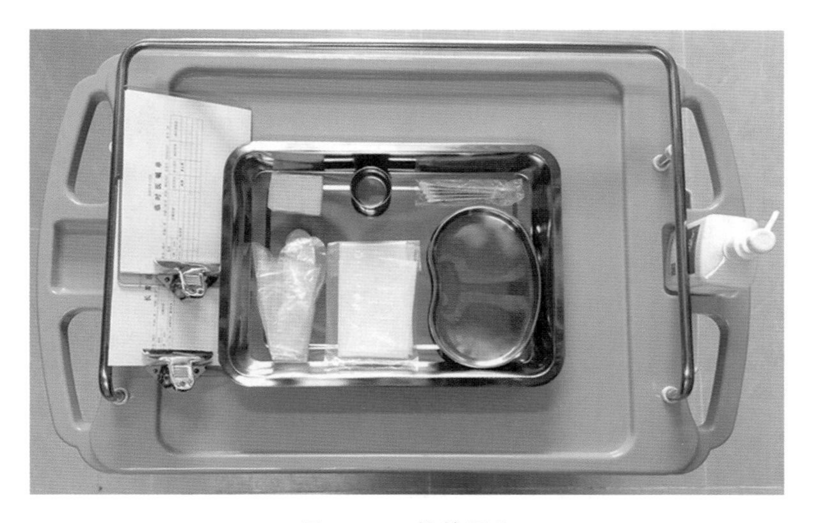

图 15-2 拔管用物

【操作步骤】

➡ 插管

1. 查对

查对床号、姓名、腕带、床头卡，向患者解释操作目的。

2. 安置卧位

协助患者取半卧位或坐位（无法坐起者右侧卧位；昏迷患者取去枕平卧位，头后仰）。

3. 标记

标记剑突位置。

4. 洗手，戴口罩

按七步洗手法洗手，戴上口罩。

5. 整理鼻饲包、清理鼻腔

（1）将鼻饲液、温开水移至床头桌，打开鼻饲包。

（2）取出鼻饲包内治疗巾，铺治疗巾、将弯盘置于患者口角旁。

（3）准备胶布、石蜡油，戴手套，整理用物（图 15-3）。

（4）用棉签清理患者鼻腔。

重点·笔记

1. 坐位有利于减轻咽反射，利于胃管插入。

2. 根据解剖原理，右侧卧位更利于胃管插入。

3. 头后仰有利于昏迷患者胃管插入。

重点·笔记

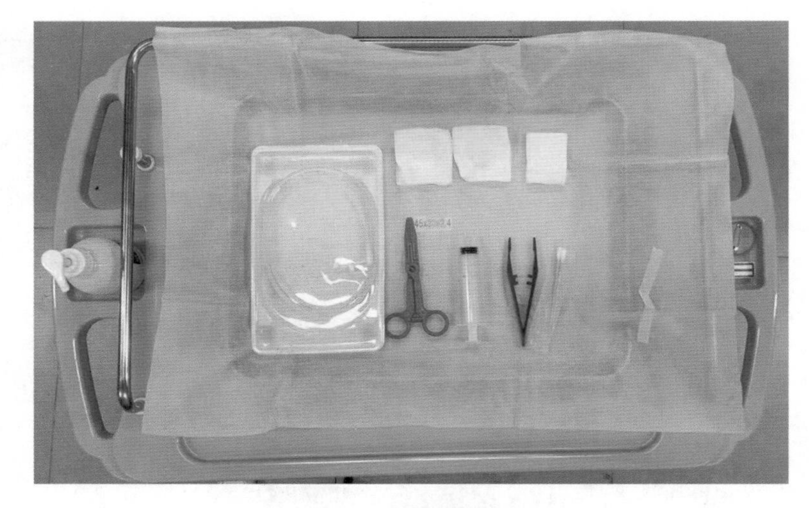

图 15-3 整理鼻饲包内物品

6. 查胃管、量胃管、润胃管

（1）检查胃管是否通畅。

（2）测量胃管长度。

（3）润滑胃管前端。

测量方法：发际到剑突，或由鼻尖经耳垂至胸骨剑突。一般成人为 45~55cm，小儿为 14~18cm。

7. 插胃管

（1）嘱患者放松，一手持胃管，一手用镊子送管。

（2）插至 10~15cm 时，嘱患者吞咽（昏迷患者托起头部，下颌靠近胸骨柄），插管至预定长度。

插管动作轻柔，镊子尖端勿触碰病人鼻黏膜；注意询问患者感受，若插管中出现恶心、呕吐，可暂停插管，并嘱患者做深呼吸；若胃管误入气管，立即拔出；插入不畅时应检查口腔。

8. 初步固定胃管

脱手套，胶布固定胃管于鼻翼。

9. 确认胃管

（1）将胃管末端置于盛水的治疗碗中。

（2）抽吸胃液。

（3）听诊器放于患者胃部，注射器快速注入 10ml 空气，听气过水声。

胃管在胃内时，末端放入水中无气泡逸出；抽吸有胃液；能听到气过水声。

10. 固定胃管

关闭胃管末端接头，分别用胶布固定胃管于鼻翼、面颊。

➡ 喂食

1. 摆体位（昏迷患者）

将床头抬高 30°~45°。

有利于防止食物返流、引起误吸。

2. 灌注食物

（1）用纱布包裹胃管末端，先注入少量温开水。

（2）缓慢注入鼻饲液。

（3）注入少量温开水冲管。

3. 整理

（1）固定胃管末端：用纱布包好胃管末端、缠橡皮圈，撤弯盘、治疗巾，将胃管用别针固定在衣肩处，标记插管类别、时间及长度。

（2）患者：整理床单位，询问患者感受，交代不要自行拔胃管，如果脱出及时呼叫，维持原卧位 20~30 分钟，感谢患者配合。

（3）处理用物。

（4）洗手，脱口罩。

（5）查对，记录

4. 时间要求

鼻饲插管和喂食操作要求 15 分钟内完成（从操作前洗手开始到操作结束）。

➡ 拔管

1. 查对、解释

查对患者信息，向患者解释操作目的，取得患者配合。

2. 洗手，戴口罩

按七步洗手法洗手，戴上口罩。

3. 拔管前准备

取别针，铺治疗巾于患者颌下，放弯盘于患者口角旁，撕开胶布。

4. 拔管

（1）戴一次性薄膜手套。

（2）用纱布包裹近鼻孔处的胃管，嘱患者深呼吸，在呼气时拔管。

5. 整理

（1）处理使用过的胃管，脱手套。

（2）擦净患者口鼻、面部，擦去胶布痕迹，撤去弯盘、治疗巾。

（3）协助患者取舒适体位、整理床单位，询问患者感受、

重点·笔记

1. 每次灌注前应抽吸胃液以确定胃管在胃内、胃管通畅；

2. 每次注食后反折胃管末端，防止空气进入，引起腹胀；

3. 每次鼻饲量不超过 200ml，间隔时间大于 2 小时。

维持原卧位有利于防止呕吐。

边拔边用纱布擦胃管。到咽喉处快速拔出，以免管内残留液体滴入气管。

重点·笔记

感谢配合。

（4）其他用物：按医疗废物处理原则。

（5）洗手，脱口罩。

（6）查对，记录。

【注意事项】

1. 插管时动作要轻柔，避免损伤食管黏膜。

2. 插入胃管 10~15cm（咽喉部）时，若为清醒患者，嘱其做吞咽动作；若为昏迷患者，左手将其头部托起，使下颌靠近胸骨柄，以顺利插管。

3. 插入胃管过程中如果患者出现呛咳、呼吸困难、发绀等，表明胃管误入气管，应立即拔出胃管。

4. 每次鼻饲前应证实胃管在胃内并且通畅，喂食前后都要用少量温水冲管。

5. 鼻饲液温度应保持在 38℃ ~ 40℃，避免过冷或过热；药片应研碎溶解后注入。

6. 长期鼻饲者应每天进行 2~3 次口腔护理，并定期更换胃管，普通胃管每周更换 1 次，硅胶胃管每月更换 1 次。

7. 食管静脉曲张、食管梗阻患者禁忌使用鼻饲法。

【测试题】

患者，男，45 岁。脑外伤昏迷 2 周，为其插鼻饲管协助进食，以满足营养需要。（1~2 题共用题干）

1. 在为患者行鼻饲插管时，为提高插管成功率，应重点采取的措施是（　　）

A. 患者取平卧位，利于胃管插入

B. 先稍向上而后平行再向后下缓慢轻轻地插入

C. 插管时动作要准确，让胃管快速通过咽部

D. 插入 15cm 时，托起患者头部使下颌靠近胸骨柄

E. 边插边用注射器抽吸有无胃液，检验胃管是否在胃内

2. 通过鼻饲管注入流质饮食后，再注入少量温开水的目的是（　　）

A. 使患者温暖舒适

B. 准确记录出入量

C. 防止患者呕吐

D. 冲净胃管，避免鼻饲液积存

E. 保证足够的水分摄入

【评价标准】

鼻饲法操作质量标准

<table>
<tr><th>项目</th><th colspan="2">操作质量标准</th></tr>
<tr><td>评估</td><td colspan="2">·通过查看床头卡和腕带，认真查对床号、姓名、住院号
·询问患者的感受，评估病情
·评估患者对操作的认知情况
·告知操作目的准确，患者能够充分理解并同意
·解释操作方法、可能出现的不适及配合操作的方法准确，取得患者配合
·检查鼻腔情况是否通畅，取下活动性义齿</td></tr>
<tr><td>准备</td><td colspan="2">·着装整齐，指甲修剪干净
·环境满足操作需要
·洗手，戴口罩
·物品准备齐全，放置合理</td></tr>
<tr><td rowspan="2">实施</td><td>插管</td><td>·认真查对床号、姓名、腕带，向患者解释
·正确安置卧位
·洗手，戴口罩
·不锈钢弯盘放置合理
·戴手套，清理鼻腔正确
·正确检查鼻胃管通畅性
·正确测量鼻胃管长度
·正确润滑鼻胃管
·插管方法正确，动作轻柔
·插管过程中关闭胃管末端
·判断胃管是否在胃内方法正确
·固定胃管妥当、美观</td></tr>
<tr><td>喂食</td><td>·正确安置患者体位
·灌注温开水、鼻饲液、温开水，顺序正确
·喂食过程能及时反折胃管末端，防止空气进入
·灌食后鼻胃管末端处理正确
·交代注意事项全面
·询问患者感觉、感谢患者合作
·用物整理规范</td></tr>
</table>

重点·笔记

续表

项目	操作质量标准	
实施	拔管	·用物准备齐全 ·认真查对床号、姓名、腕带，向患者解释 ·拔管方法正确 ·擦去胶布痕迹，擦净口鼻 ·患者体位舒适 ·用物整理规范 ·针对性健康教育
效果评价	·在规定时间内完成操作 ·操作熟练、流畅，动作轻柔，应变能力强 ·全程与患者沟通交流，富有真情实感 ·语言、动作符合专业规范 ·具备爱伤观念 ·严格遵守查对原则、无菌原则 ·注意人文关怀，沟通时面带微笑，称呼合适，用语亲切	

（黄玲玲）

重点·笔记

第十六章　一次性导尿术

【操作目的】

1. 解除尿潴留：为尿潴留患者排出尿液，减轻痛苦。

2. 协助诊断：如测量膀胱容量、压力，检查残余尿，进行尿道和膀胱造影。

3. 协助治疗：为膀胱肿瘤患者进行膀胱内化疗。

【常用英文词汇】

catheterization 导尿术　　catheter 导尿管

urethra 尿道　　urinary meatus 尿道口

perineum 会阴　　labia majora 大阴唇

labia minora 小阴唇　　glans 阴茎头

dysuria 排尿困难　　urinary retention 尿潴留

bladder 膀胱　　urethral catheterization kit 导尿包

disinfect 消毒　　cotton ball 棉球

sterile drainage bag 集尿袋　　curved/kidney basin 弯盘

forceps 镊子

【病例】

患者，男，62 岁。诊断为慢性胆囊炎伴胆囊结石，今行腰麻术后 5 小时，诉排尿困难。测血压、脉搏、呼吸均正常。护士查体见其下腹部膨隆，扪及囊性包块，叩诊实音，有压痛，考虑为尿潴留。采用诱导排尿、热敷和按摩等方法均未奏效。医生开具医嘱，予以一次性导尿。请你根据医嘱为该患者进行导尿操作。

重点·笔记

【医嘱单】

深圳大学X医院

临 时 医 嘱 单

姓名：　性别：男　年龄：62岁　科室：普外科　住院号：　床号：54

起始		医嘱内容	医生签名	护士签名	执行时间	执行者签名
日期	时间					
04-13	16：30	导尿				

【操作前准备】

1. 患者

查对：床号、姓名、腕带、床头卡。

评估：患者的年龄、病情、意识状态、治疗情况、导尿原因、排尿情况、生活自理能力、合作程度、心理情况、膀胱充盈度、会阴部皮肤黏膜情况及清洁度、对一次性导尿术的认知。

解释：解释一次性导尿的目的、方法、注意事项、可能出现的不适及配合要点（操作前清洁会阴）。

体位：平卧位，确保舒适，方便操作。

2. 环境

环境安静、无菌（半小时内无人打扫、无扬尘），室温适宜，光线充足，注意隐秘性。

环境隐秘性：请无关人员到病房外等候，酌情关闭门窗，并拉好床帘。

3. 护士准备

衣帽整洁，修剪指甲，洗手，戴口罩。

4. 用物准备

一次性导尿包（包含初次消毒、再次消毒和导尿用物）、无菌弯盘、一次性医用垫单、快速手消毒液（图16-1）。

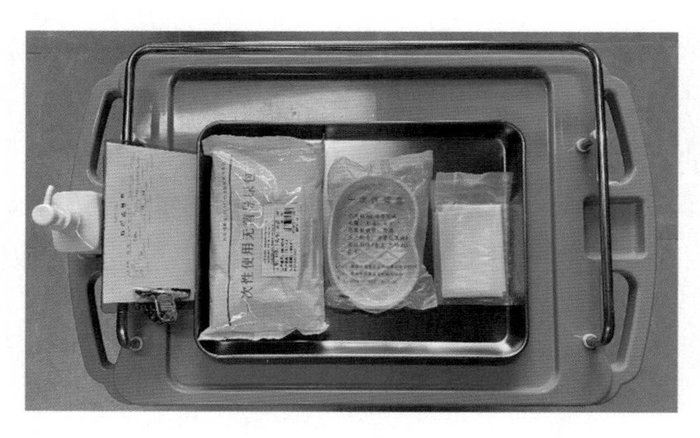

图16-1　一次性导尿用物准备

【操作步骤】

重点·笔记

1. 查对

推车至床旁，查对患者床号、姓名、腕带、床头卡，是否已清洗会阴。

2. 保护患者

拉好床帘及床挡，保护患者隐私及安全。

3. 安置卧位

脱患者对侧裤腿盖于近侧腿（酌情加盖浴巾），对侧腿盖被；协助患者安置体位（平卧屈膝、双腿外展），以暴露外阴，并将一次性医用垫单垫于臀下（图 16-2）。

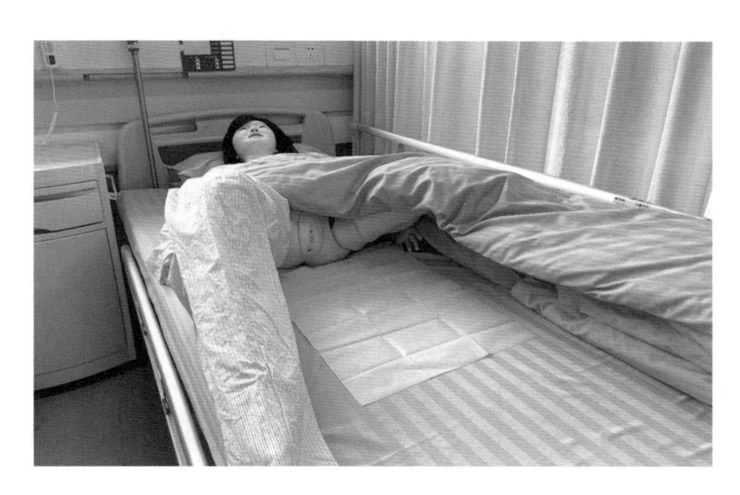

图 16-2　导尿患者体位

4. 洗手、戴口罩

按七步洗手法洗手，戴上口罩。

5. 初次消毒前准备

检查并打开一次性导尿包，取出初次消毒包（导尿外包）移至患者两腿之间；打开初次消毒包，将消毒液棉球倒入小方盘内（避免浸湿纱布）；检查并打开无菌弯盘，并移至会阴部旁；左手戴手套（图 16-3）。

6. 初次消毒

女性：阴阜→对侧大阴唇→近侧大阴唇→（左手垫纱布分开大阴唇）对侧小阴唇→近侧小阴唇→尿道口 2 次→尿道口至肛门。

1. 每个棉球限用 1 次。

2. 初次消毒顺序：

女性：由外向内，由上而下；

男性：自阴茎根部至尿道口。

重点·笔记

男性：阴阜→阴茎背面→对侧阴茎侧面→近侧阴茎侧面→（左手用纱布裹住阴茎提起）阴茎腹侧至对侧阴囊→阴茎腹侧至近侧阴囊→（用纱布包住阴茎将包皮向后推）尿道口至冠状沟3次。

注意：污染棉球置于弯盘内（避免跨越干净消毒液棉球）。

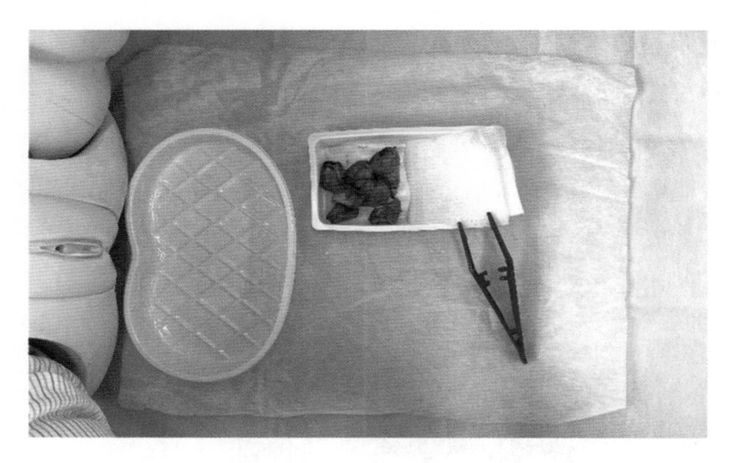

图16-3　初次消毒用物

打开导尿包前务必洗手。

无菌巾切勿碰触床尾丢弃污物的弯盘。

无菌物品切勿出无菌区，避免污染。

1. 每个棉球限用1次。

2. 再次消毒顺序：

女性：内→外→内，自上而下；男性：由内向外。

3. 避免污染已消毒部位。

4. 消毒尿道口时稍停留片刻，充分发挥消毒液的消毒效果。

7. 清理初次消毒用物

消毒完毕后，将弯盘移至床尾，其他污物放入医用垃圾桶内，脱手套并洗手。

8. 打开导尿包备物

（1）开包：将导尿包（导尿内包）置于患者两腿之间，按无菌操作原则打开（嘱患者勿动，避免污染无菌导尿包）。

（2）戴无菌手套：取、戴无菌手套。

（3）铺孔巾：取出孔巾，将孔巾铺在患者外阴处并暴露会阴（避免跨越无菌区）。

（4）准备用物（图16-4）：①整理区分再次消毒物品及导尿用物。②准备再次消毒用物，将消毒液棉球、消毒用镊子及1块纱布置于弯盘内，并将弯盘移至患者会阴部旁。③准备导尿用物，检查集尿袋性能及开关，将集尿袋的引流管与导尿管连接；用润滑棉球润滑导尿管前段，将导尿管置于方盘内。

9. 再次消毒

女性：用纱布分开并固定小阴唇，消毒尿道口→对侧小阴唇→近侧小阴唇→尿道口。

男性：纱布包阴茎，往后推包皮，暴露冠状沟，再次消毒尿道口至冠状沟 3 次。

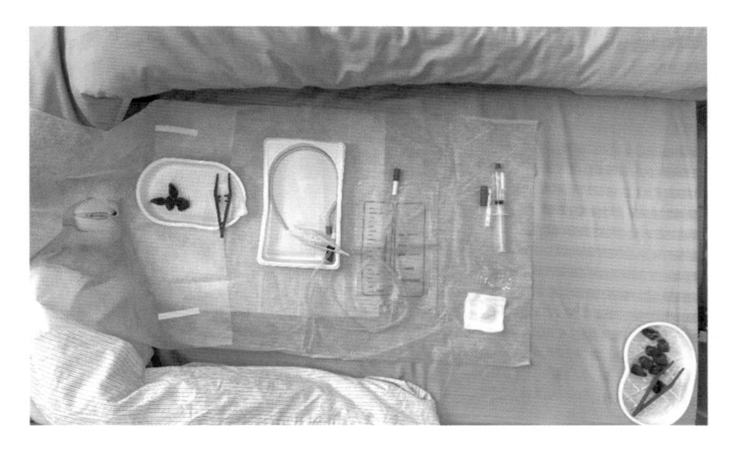

图 16-4　准备再次消毒用物及导尿用物

注意：污染棉球、镊子和弯盘扔至床尾弯盘内，避免跨越无菌区域；左手保持固定不动。

10. **插管**

（1）插管方法：将方盘置于孔巾口旁，嘱咐患者张口呼吸，用另一镊子持导尿管对准尿道口轻轻插入尿道。

（2）插管深度：

女性：插管 4~6cm，见尿液后再插入 1cm。

男性：插管 20~22cm（插管至耻骨前弯时提起阴茎与腹壁呈 60°，可使耻骨前弯消失，利于插管），见尿液后再插入 1cm 左右。

（3）扶持固定：松开固定小阴唇 / 阴茎的手，下移固定导尿管（图 16-5）。

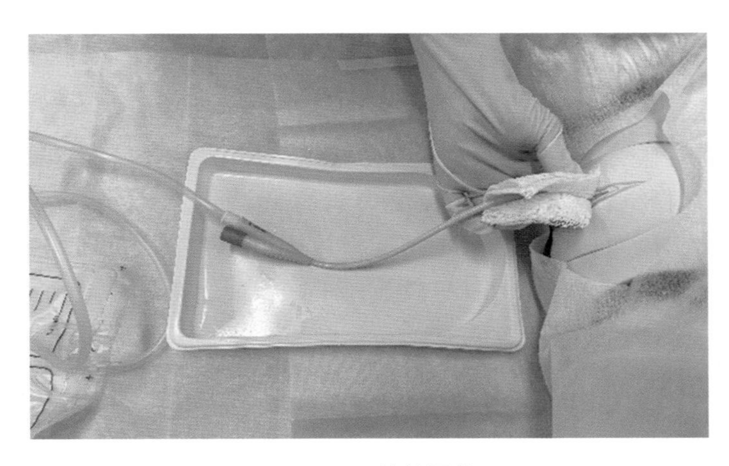

图 16-5　扶持尿管

重点·笔记

1. 注意观察患者的反应并询问感受。

2. 观察尿液颜色、性状及量。

3. 膀胱高度膨胀且极度虚弱的患者，首次放尿不能超过1000ml。

注意及时遮盖，保护患者隐私。

11. 导尿

将尿液引流至集尿袋内至合适量。

12. 拔出导尿管

嘱患者放松，深呼吸，轻轻拔出导尿管，擦拭尿道口及外阴(男性患者需将包皮复位，避免包皮嵌顿)。

13. 整理用物

放出管内余尿于集尿袋中，夹闭集尿袋引流管；撤下孔巾，清理导尿用物及垫巾于医用垃圾桶内，脱下手套，洗手；协助患者穿好裤子，取舒适体位，整理床单位。

14. 洗手，脱口罩

按七步洗手法洗手，脱下口罩。

15. 查对，记录

再次查对患者信息，在医嘱单记录医嘱执行时间并签名。

16. 交代感谢

询问患者感受，安抚患者；根据病情进行健康宣教；感谢患者配合。

17. 时间要求

一次性导尿操作要求13分钟内完成（从备物开始至插管后脱手套洗手）。

【注意事项】

1. 严格执行查对制度和无菌技术操作原则。

2. 注意保护患者隐私，适当保暖，防止患者着凉。

3. 为女性患者导尿时，避免误入阴道；如误入阴道，应更换导尿管，再重新插管。

4. 男性尿道有三个狭窄，切勿用力过快过猛而损伤尿道黏膜。

5. 导尿过程中，注意观察尿液颜色、性状及量，关注患者反应并询问感受。

6. 对膀胱高度膨胀且极度虚弱的患者，首次放尿不得超过1000ml，以防止虚脱和血尿（大量放尿可使腹腔内压急剧下降，血液大量滞留于腹腔内，导致血压下降；同时由于膀胱内压突然降低，导致膀胱黏膜急剧充血、发生血尿）。

【测试题】

患者，女，52岁。卵巢癌术后，极度虚弱，出现烦躁不安，

重点·笔记

测血压、脉搏、呼吸均正常。护士查体发现：下腹部膨隆，扪及囊性包块，叩诊实音。（1~2 题共用题干）

1. 针对该患者的情况，应首先考虑为（　　）

A. 尿潴留　　　　B. 膀胱结石

C. 膀胱出血　　　　D. 急性腹膜炎

E. 肠扭转

2. 医嘱予以导尿，引流液约 1000ml，终末尿液呈洗肉水样，其可能原因是（　　）

A. 腹压骤降，致血液滞留于腹腔血管内

B. 插管损伤尿道黏膜

C. 膀胱内压骤降，膀胱黏膜急剧充血

D. 肾盂急性感染、充血

E. 膀胱内尿液减少，结石损伤黏膜

【评价标准】

一次性导尿操作质量标准

<table>
<tr><th>项目</th><th colspan="2">操作质量标准</th></tr>
<tr><td>评估</td><td colspan="2">·通过查看床头卡和腕带，认真查对床号、姓名、住院号
·全面评估患者（病情、意识、心理、合作程度、导尿原因、排尿情况、膀胱充盈度等）
·评估患者对操作的认知情况，并充分告知患者
·准确告知操作目的，患者能够充分理解并同意
·解释操作方法、可能出现的不适及配合操作的方法准确，取得患者配合</td></tr>
<tr><td>准备</td><td colspan="2">·着装整齐，指甲修剪干净
·环境满足操作需要
·洗手，戴口罩
·物品准备齐全，性能完好，放置合理</td></tr>
<tr><td>实施</td><td>消毒</td><td>·再次查对
·洗手，戴口罩
·向患者解释，遮挡患者，保护隐私
·协助患者脱下裤子，取正确体位（屈膝平卧，双腿外展），臀下垫巾，注意保暖
·开导尿包前洗手
·开导尿外包，取出消毒棉球、镊子、纱布，放置妥当
·移弯盘至患者会阴旁，位置合适</td></tr>
</table>

重点·笔记

续表

项目		操作质量标准
实施	消毒	·戴手套符合要求，未戴错手 ·消毒外阴、尿道口手法、顺序正确，范围符合要求（清洗消毒彻底） ·夹取棉球方式正确 ·将弯盘撤至床尾，位置合理 ·清理初次消毒用物正确，脱手套，洗手 ·移导尿内包位置合适，开包方法正确 ·戴无菌手套符合规范 ·铺孔巾方法正确，与无菌巾内层连成无菌区，避免跨越及污染无菌区 ·检查、润滑导尿管符合要求 ·检查并连接集尿袋 ·物品放置合理，未出无菌区 ·分开小阴唇或扶阴茎方法正确 ·消毒规范，顺序正确，弃棉球方法正确 ·再次消毒后，分开小阴唇或扶阴茎手不松开
	插管	·持导尿管方法正确 ·告知插管，嘱患者放松，指导张口呼吸 ·插管方法及部位正确 ·插管深度合适 ·插管后及时扶持固定导尿管
	导尿	·尿液引流量合适 ·注意关注患者反应及询问感受 ·注意观察尿液颜色、性状及量
	拔管撤物	·嘱患者深呼吸，拔管方法正确 ·协助男性患者将包皮复位 ·撤污物合理 ·及时遮盖，协助患者穿好裤子，整理床单位 ·交代注意事项，感谢患者配合 ·根据病情进行健康教育 ·医嘱记录完整
效果评价		·在规定时间内完成操作 ·操作熟练、流畅，动作轻柔，应变能力强 ·全程与患者沟通交流，富有真情实感 ·语言、动作符合专业规范 ·具备爱伤观念 ·严格遵守查对原则、无菌原则 ·注意人文关怀，沟通时面带微笑，称呼合适，用语亲切

（李希琳）

重点·笔记

第十七章　留取尿标本

【操作目的】

留取未受污染的尿标本作细菌培养，协助临床诊断。

【常用英文词汇】

urine specimen 尿标本
bacteria culture 细菌培养
sterile test tube 无菌试管
frequent micturition 尿频
urgent micturition 尿急

【病例】

患者，女，48 岁。诊断为泌尿系统感染。医生开具医嘱，给予细菌尿液培养，请你根据医嘱为该患者留取尿标本。

【医嘱单】

深圳大学 X 医院

临　时　医　嘱　单

姓名：[illegible]　性别：女　年龄：48 岁　科室：ICU　住院号：[illegible]　床号：16

起始		医嘱内容	医生签名	护士签名	执行时间	执行者签名
日期	时间					
02-19	09：30	导尿	[illegible]	[illegible]		
02-19	09：30	细菌尿液培养	[illegible]	[illegible]		

【操作前准备】

1. 患者

查对：床号、姓名、腕带、床头卡。

评估：患者的年龄、病情、意识状态、治疗情况、导尿原因、排尿情况、生活自理能力、合作程度、心理情况、膀胱充盈度、会阴部皮肤黏膜情况及清洁度、对留取尿标本的认知。

解释：解释留取尿标本的目的、方法、注意事项、可能出现的不适及配合要点（操作前清洁会阴）。

重点·笔记

体位：平卧位，确保舒适，方便操作。

2. 环境

环境安静、无菌（半小时内无人打扫，无扬尘），室温适宜，光线充足，注意隐秘性。

3. 护士准备

衣帽整洁，修剪指甲，洗手，戴口罩。

4. 用物准备

一次性导尿包（包含初次消毒、再次消毒和导尿用物）、无菌弯盘、一次性医用垫单、快速手消毒液、试管架（图 17–1）。

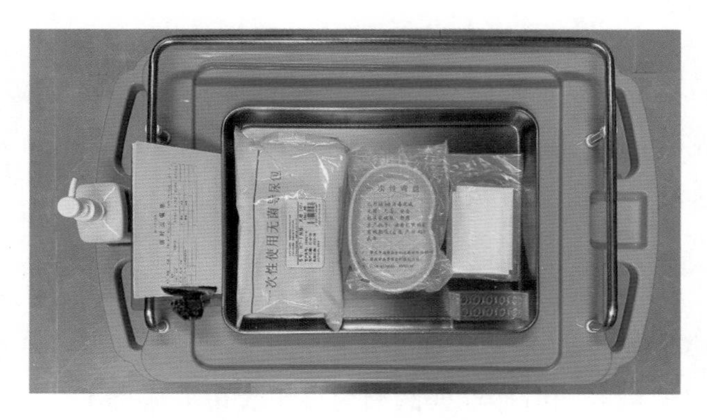

图 17–1　留取尿标本用物准备

【操作步骤】

1. 查对

推车至床旁，查对患者床号、姓名、腕带、床头卡，是否已清洗会阴。

2. 保护患者

拉好床帘及床挡，保护患者隐私及安全。

3. 安置卧位

脱患者对侧裤腿盖于近侧腿（酌情加盖浴巾），对侧腿盖被；协助患者安置体位（平卧屈膝、双腿外展），以暴露外阴，并将一次性医用垫单垫于臀下。

4. 洗手，戴口罩

按七步洗手法洗手，戴上口罩。

5. 初次消毒前准备

检查并打开一次性导尿包，取出初次消毒包（导尿外包）

移至患者两腿之间；打开初次消毒包，将消毒液棉球倒入小方盘内（避免浸湿纱布）；检查并打开无菌弯盘，并移至会阴部旁；左手戴手套。

6. 初次消毒

女性：阴阜→对侧大阴唇→近侧大阴唇→（左手垫纱布分开大阴唇）对侧小阴唇→近侧小阴唇→尿道口 2 次→尿道口至肛门。

男性：阴阜→阴茎背面→对侧阴茎侧面→近侧阴茎侧面→（左手用纱布裹住阴茎提起）阴茎腹侧至对侧阴囊→阴茎腹侧至近侧阴囊→（用纱布包住阴茎将包皮向后推）尿道口至冠状沟 3 次。

注意：污染棉球置于弯盘内（避免跨越干净消毒液棉球）。

7. 清理初次消毒用物

消毒完毕后，将弯盘移至床尾，其他污物放入医用垃圾桶内，脱手套并洗手。

8. 打开导尿包备物

（1）开包：将导尿包（导尿内包）置于患者两腿之间，按无菌操作原则打开（嘱患者勿动，避免污染无菌导尿包）。

（2）戴无菌手套：取、戴无菌手套。

（3）铺孔巾：取出孔巾，将孔巾铺在患者外阴处并暴露会阴（避免跨越无菌区）。

（4）准备用物（图 17-2）：①整理区分再次消毒物品及导尿用物。②准备再次消毒用物，将消毒液棉球、消毒用镊子及 1 块纱布置于弯盘内，并将弯盘移至患者会阴部旁。③准备导尿用物，备好无菌试管及试管盖，用润滑棉球润滑导尿管前段，将导尿管置于方盘内。

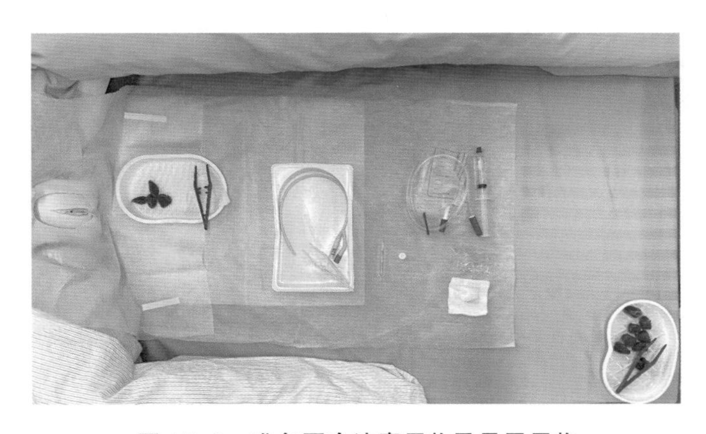

图 17-2　准备再次消毒用物及导尿用物

重点·笔记

1. 每个棉球限用1次。

2. 初次消毒顺序：

女性：由外向内，由上而下；

男性：自阴茎根部至尿道口。

打开导尿包前务必洗手。

无菌巾切勿碰触床尾丢弃污物的弯盘。

无菌物品切勿出无菌区，避免污染。

重点·笔记

1. 每个棉球限用1次。

2. 再次消毒顺序：

女性：内→外→内，自上而下；男性：由内向外。

3. 避免污染已消毒部位。

4. 消毒尿道口时稍停留片刻，充分发挥消毒液的消毒效果。

注意避免污染尿标本。

9. 再次消毒

女性：用纱布分开并固定小阴唇，消毒尿道口→对侧小阴唇→近侧小阴唇→尿道口。

男性：纱布包阴茎，往后推包皮，暴露冠状沟，再次消毒尿道口至冠状沟3次。

注意：污染棉球、镊子和弯盘扔至床尾弯盘内，避免跨越无菌区；左手保持固定不动。

10. 插管

（1）插管方法：将方盘置于孔巾口旁，嘱咐患者张口呼吸，用另一镊子持导尿管对准尿道口轻轻插入尿道。

（2）插管深度：

女性：插管4~6cm，见尿液后再插入1cm。

男性：插管20~22cm（插管至耻骨前弯时提起阴茎与腹壁呈60°，可使耻骨前弯消失，利于插管），见尿液后再插入1cm。

（3）扶持固定：松开固定小阴唇/阴茎的手，下移固定导尿管。

11. 留取尿标本

固定导尿管的手折住导尿管尾端，另一手取无菌试管，放中段尿5ml于无菌试管中，盖上试管盖，并将试管放于标本架上（图17-3）。

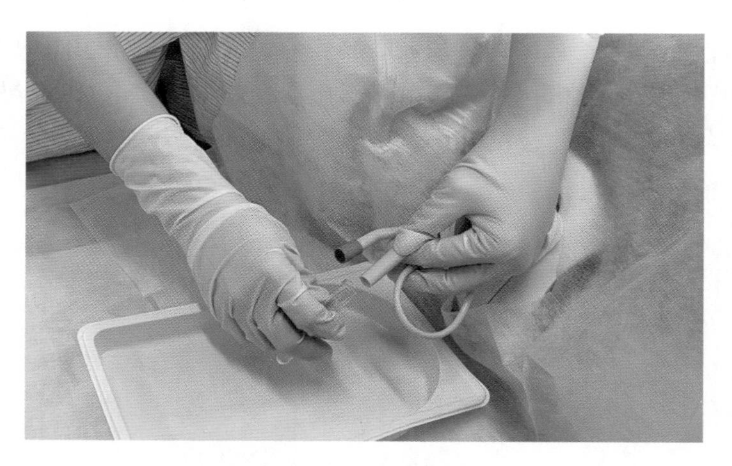

图17-3　留取尿标本

12. 拔出导尿管

右手折住导尿管末端，嘱患者放松，深呼吸，轻轻拔出导尿管，擦拭尿道口及外阴（男性患者需将包皮复位，避免包皮嵌顿）。

13. 整理用物

放出管内余尿于弯盘中，将导尿管放入弯盘，扔弯盘及导尿管于医用垃圾桶内；撤下孔巾，清理导尿用物及垫巾于医用垃圾桶内，脱下手套，洗手；协助患者穿好裤子，取舒适体位，整理床单位。

14. 洗手，脱口罩

按七步洗手法洗手，脱下口罩。

15. 查对，记录

再次查对患者信息，在医嘱单记录医嘱执行时间并签名。

16. 交代感谢

询问患者感受，安抚患者；根据病情进行健康宣教；感谢患者配合。

17. 时间要求

留取尿标本操作要求 13 分钟内完成（从备物开始至插管后脱手套洗手）。

重点·笔记

注意及时遮盖，保护患者隐私。

【注意事项】

1. 严格执行查对制度和无菌技术操作原则。
2. 注意保护患者隐私，适当保暖，防止患者着凉。
3. 为女性患者导尿时，避免误入阴道；如误入阴道，应更换导尿管，再重新插管。
4. 男性尿道有三个狭窄，切勿用力过快过猛而损伤尿道黏膜。
5. 留取尿标本时，应注意避免碰洒及污染。

【测试题】

患者，女，42 岁。遵医嘱予一次性导尿，留取中段尿行细菌培养及药敏试验。（1~2 题共用题干）

1. 插导尿管前，初次消毒的顺序是（　　）

A. 自上而下，由内向外

B. 自下而上，由内向外

C. 自上而下，由外向内

D. 自下而上，由外向内

E. 由外向内，再由内向外

2. 护士在为患者留取尿标本时，以下操作错误的是（　　）

A. 弃去前段尿

B. 尿液排尽前停止采集尿液

C. 标本立即送检

D. 留取尿量约 5ml

E. 将尿液排到清洁干燥容器内

【评价标准】

留取尿标本操作质量标准

<table>
<tr><th>项目</th><th colspan="2">操作质量标准</th></tr>
<tr><td>评估</td><td colspan="2">· 通过查看床头卡和腕带，认真查对床号、姓名、住院号
· 全面评估患者（病情、意识、心理、合作程度、导尿原因、排尿情况、膀胱充盈度等）
· 评估患者对操作的认知情况，并充分告知患者
· 准确告知操作目的，患者能够充分理解并同意
· 解释操作方法、可能出现的不适及配合操作的方法准确，取得患者配合</td></tr>
<tr><td>准备</td><td colspan="2">· 着装整齐，指甲修剪干净
· 环境满足操作需要
· 洗手，戴口罩
· 物品准备齐全，性能完好，放置合理</td></tr>
<tr><td>实施</td><td>消毒</td><td>· 再次查对
· 洗手，戴口罩
· 向患者解释，遮挡患者，保护隐私
· 协助患者脱下裤子，取正确体位（屈膝平卧，双腿外展），臀下垫巾，注意保暖
· 开导尿包前洗手
· 开导尿外包，取出消毒棉球、镊子、纱布，放置妥当
· 移弯盘至患者会阴旁，位置合适
· 戴手套符合要求，未戴错手
· 消毒外阴、尿道口手法、顺序正确，范围符合要求（清洗消毒彻底）
· 夹取棉球方式正确
· 将弯盘撤至床尾，位置合理
· 清理初次消毒用物，脱手套，洗手
· 移导尿内包位置合适，开包方法正确
· 戴无菌手套符合规范
· 铺孔巾方法正确，与无菌巾内层连成无菌区，避免跨越及污染无菌区</td></tr>
</table>

重点·笔记

续表

项目	操作质量标准	
实施	消毒	·检查、润滑导尿管符合要求 ·物品放置合理，未出无菌区 ·分开小阴唇或扶阴茎方法正确 ·消毒规范，顺序正确，弃棉球方法正确 ·再次消毒后，分开小阴唇或扶阴茎手不松开
	插管	·持导尿管方法正确 ·告知插管，嘱患者放松，指导张口呼吸 ·插管方法及部位正确 ·插管深度合适 ·插管后及时扶持固定导尿管
	留取标本	·留取尿标本方法正确，未被污染 ·留取尿标本量合适 ·标本放置正确
	拔管撤物	·嘱患者深呼吸，拔管方法正确 ·协助男性患者将包皮复位 ·撤污物合理 ·及时遮盖，协助患者穿好裤子，整理床单位 ·交代注意事项，感谢患者合作 ·根据病情进行健康教育 ·医嘱记录完整
效果评价	·在规定时间内完成操作 ·操作熟练、流畅，动作轻柔，应变能力强 ·全程与患者沟通交流，富有真情实感 ·语言、动作符合专业规范 ·具备爱伤观念 ·严格遵守查对原则、无菌原则 ·注意人文关怀，沟通时面带微笑，称呼合适，用语亲切	

（李希琳）

重点·笔记

第十八章　留置导尿术

【操作目的】

1. 术前准备：为盆腔内器官手术做准备，以便排空膀胱，避免术中误伤。

2. 术后治疗护理：某些泌尿系统疾病术后留置尿管，利于引流和冲洗。

3. 保持干燥：为昏迷、尿失禁或会阴部损伤患者留置导尿管，保持局部清洁、干燥。

4. 观察病情：测量每小时尿量和尿比重，观察休克或危重患者的肾功能。

5. 康复训练：为尿失禁的患者进行膀胱功能训练。

【常用英文词汇】

retention catheterization 留置导尿术

balloon of catheter 尿管球囊

bladder functional training 膀胱功能训练

urinary incontinence 尿失禁

perineal hygiene 会阴护理

【病例】

患者，女，58岁，因子宫肌瘤行子宫全切术，术前医生开具医嘱，予以留置尿管。请你根据医嘱为该患者留置尿管。

【医嘱单】

深圳大学X医院

临 时 医 嘱 单

姓名：[illegible]　性别：女　年龄：58岁　科室：妇科　住院号：[illegible]　床号：39

起始		医嘱内容	医生签名	护士签名	执行时间	执行者签名
日期	时间					
06-27	8：30	导尿	[illegible]	[illegible]		
06-30	11：30	拔除尿管	[illegible]	[illegible]		

深圳大学X医院

长 期 医 嘱 单

姓名： 性别：女 年龄：58岁 科室：妇科 住院号： 床号：39

起始		医嘱内容	医生签名	护士签名	停止		医生签名	护士签名
日期	时间				日期	时间		
06-27	08：30	留置导尿 QD						

【操作前准备】

1. 患者

查对：床号、姓名、腕带、床头卡。

评估：患者的年龄、病情、意识状态、治疗情况、导尿原因、排尿情况、生活自理能力、合作程度、心理情况、膀胱充盈度、会阴部皮肤黏膜情况及清洁度、对留置导尿的认知。

解释：解释留置导尿的目的、方法、注意事项、可能出现的不适及配合要点（操作前清洁会阴）。

体位：平卧位，确保舒适，方便操作。

2. 环境

环境安静、无菌（半小时内无人打扫，无扬尘），室温适宜，光线充足，注意隐秘性。

3. 护士准备

衣帽整洁，修剪指甲，洗手，戴口罩。

4. 用物准备

（1）留置导尿备物：一次性导尿包（包含初次消毒、再次消毒和导尿用物）、无菌弯盘、一次性医用垫单、快速手消毒液、胶布、别针、尿管标识（图18-1）。

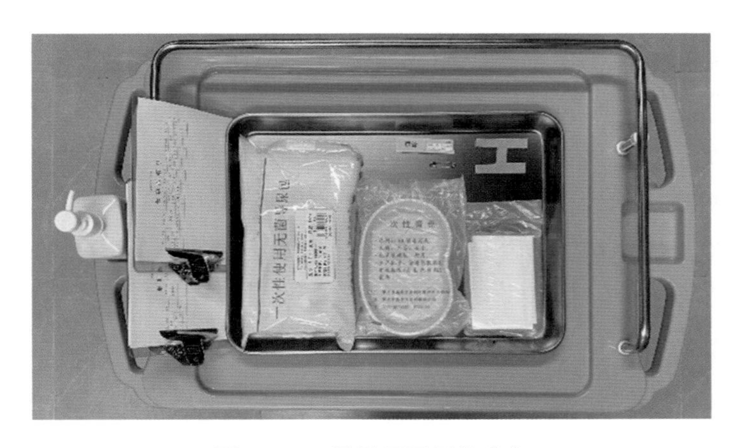

图18-1 留置导尿用物准备

重点·笔记

（2）拔管备物：不锈钢弯盘、纱布 2 块、一次性橡胶手套、注射器（10ml）、一次性医用垫单。

【操作步骤】

➡ 留置导尿

1. 查对

推车至床旁，查对患者床号、姓名、腕带、床头卡，是否已清洗会阴。

2. 保护患者

拉好床帘及床挡，保护患者隐私及安全。

3. 安置卧位

脱患者对侧裤腿盖于近侧腿（酌情加盖浴巾），对侧腿盖被；协助患者安置体位（平卧屈膝、双腿外展），以暴露外阴，并将一次性医用垫单垫于臀下。

4. 洗手，戴口罩

5. 初次消毒前准备

检查并打开一次性导尿包，取出初次消毒包（导尿外包）移至患者两腿之间；打开初次消毒包，将消毒液棉球倒入小方盘内（避免浸湿纱布）；检查并打开一次性弯盘，并移至会阴部旁；左手戴手套。

6. 初次消毒

女性：阴阜→对侧大阴唇→近侧大阴唇→（左手垫纱布分开大阴唇）对侧小阴唇→近侧小阴唇→尿道口 2 次→尿道口至肛门；

男性：阴阜→阴茎背面→对侧阴茎侧面→近侧阴茎侧面→（左手用纱布裹住阴茎提起）阴茎腹侧至对侧阴囊→阴茎腹侧至近侧阴囊→（用纱布包住阴茎将包皮向后推）尿道口至冠状沟 3 次。

注意：污染棉球置于弯盘内（避免跨越干净消毒液棉球）。

1. 每个棉球限用1次。
2. 初次消毒顺序：女性：由外向内，由上而下；男性：自阴茎根部至尿道口。

7. 清理初次消毒用物

消毒完毕后，将弯盘移至床尾，其他污物放入医用垃圾桶内，脱手套并洗手。

打开导尿包前务必洗手。

8. 打开导尿包备物

（1）开包：将导尿包（导尿内包）置于患者两腿之间，按无菌操作原则打开（嘱患者勿动，避免污染无菌导尿包）。

无菌巾切勿碰触床尾丢弃污物的弯盘。

（2）戴无菌手套：取、戴无菌手套。

（3）铺孔巾：取出孔巾，将孔巾铺在患者外阴处并暴露会阴（避免跨越无菌区）。

（4）准备用物（图 18-2）：①整理区分再次消毒物品及导尿用物。②准备再次消毒用物，将消毒液棉球、消毒用镊子及 1 块纱布置于弯盘内，并将弯盘移至患者会阴部旁。③准备导尿用物，检查导尿管及球囊性能；用润滑棉球润滑导尿管前段；检查集尿袋性能及开关，将集尿袋的引流管与导尿管连接；将导尿管置于方盘内。

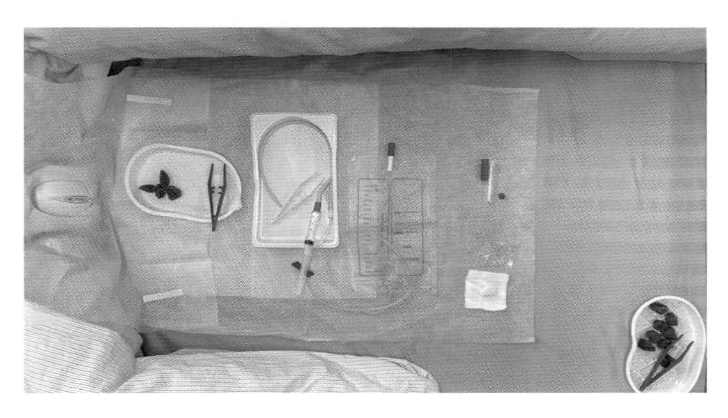

图 18-2　准备再次消毒用物及导尿用物

9. 再次消毒

女性：用纱布分开并固定小阴唇，消毒尿道口→对侧小阴唇→近侧小阴唇→尿道口。

男性：纱布包阴茎，往后推包皮，暴露冠状沟，再次消毒尿道口至冠状沟 3 次。

注意：污染棉球、镊子和弯盘扔至床尾弯盘内，避免跨越无菌区；左手保持固定不动。

10. 插管

（1）插管方法：将方盘置于孔巾口旁，嘱咐患者张口呼吸，用另一镊子持导尿管对准尿道口轻轻插入尿道。

（2）插管深度：

女性：插管 4~6cm，见尿液后再插入 7~10cm。

男性：插管 20~22cm（插管至耻骨前弯时提起阴茎与腹壁呈 60°，可使耻骨前弯消失，利于插管），见尿液后再插入

重点·笔记

无菌物品切勿出无菌区，避免污染。

1. 每个棉球限用 1 次。

2. 再次消毒顺序：

女性：内→外→内，自上而下；男性：由内向外。

3. 避免污染已消毒部位。

4. 消毒尿道口时稍停留片刻，充分发挥消毒液的消毒效果。

注意观察患者的反应并询问感受。

重点·笔记

注意避免过度牵拉，防止膨胀球囊卡在尿道内口，导致黏膜组织损伤。

7~10cm。

（3）扶持固定：松开固定小阴唇 / 阴茎的手，下移固定导尿管（图 18-3）。

11. 内固定

连接注射器，根据导尿管上注明的球囊容积向球囊注入等量的无菌溶液（图 18-3）；轻拉导尿管，若有阻力证实导尿管固定于膀胱内；再将导尿管回送少许（男性患者需将包皮复位）。

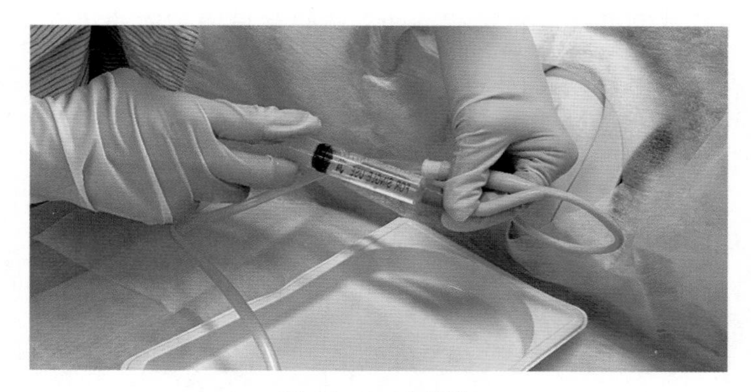

图 18-3　内固定

12. 整理用物

夹闭集尿袋引流管，将导尿管和集尿袋穿过孔巾，清理导尿用物及垫巾于医用垃圾桶内；脱下手套，洗手。

13. 外固定

将导尿管用胶布固定于大腿内侧（图 18-4）。

14. 标识导尿管

标识导管名称、置管日期和时间、签名，并将标识粘贴于导尿管分叉处球囊腔上端（图 18-4）。

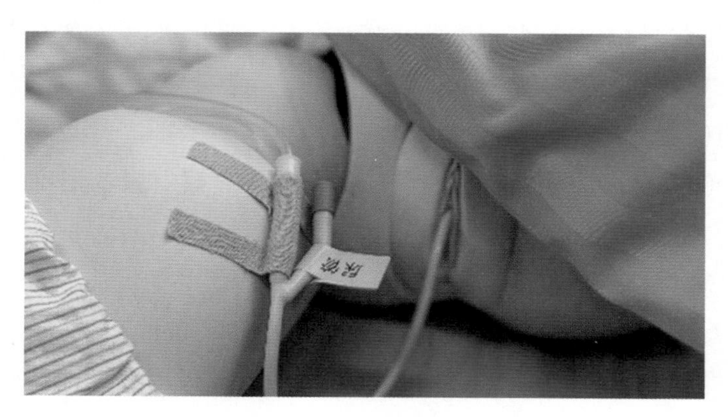

图 18-4　外固定与导管标识

15. 固定集尿袋

集尿袋固定于床旁，根据需要打开或夹闭集尿袋的引流管。

16. 整理

（1）协助患者穿好裤子，取舒适体位，整理床单位。

（2）洗手，脱口罩。

17. 查对，记录

再次查对患者信息，在医嘱单记录医嘱执行时间并签名。

18. 交代感谢

询问患者感受，安抚患者，注意事项（勿脱、勿折、勿压、勿高、多饮）；根据病情进行健康宣教；感谢患者配合。

19. 时间要求

留置导尿操作要求15分钟内完成（从备物开始至插管后脱手套洗手）。

➡ 拔管

1. 查对、评估

病情、排尿及尿液情况、是否符合拔出导尿管指征、解释。

2. 保护患者

拉好床帘及床挡，保护患者隐私及安全。

3. 安置卧位

协助患者脱下裤子，取屈膝平卧位（同导尿置管），并将无菌治疗巾垫于臀下。

4. 准备

洗手、戴口罩和手套。

5. 拔管

将集尿袋放置于垫巾上，移弯盘、纱布和注射器于会阴旁，撕开胶布；用注射器抽出导尿管球囊内的液体；嘱患者放松，深呼吸，轻轻拔出导尿管，擦拭尿道口及外阴。

6. 整理用物及床单位

放出管内余尿于集尿袋中，夹闭集尿袋引流管；整理用物弃于医用垃圾桶内；脱下手套，洗手；协助患者穿好裤子，取舒适体位，整理床单位；脱下口罩。

7. 查对，记录

再次查对患者信息，在医嘱单记录医嘱执行时间并签名。

重点·笔记

1. 集尿袋应低于膀胱水平。

2. 注意及时遮盖，保护患者隐私。

8. 交代感谢

询问患者感受；根据病情进行健康宣教；感谢患者配合。

【注意事项】

1. 严格执行查对制度和无菌技术操作原则。

2. 注意保护患者隐私，适当保暖，防止患者着凉。

3. 为女性患者导尿时，避免误入阴道；如误入阴道，应更换导尿管，再重新插管。

4. 男性尿道有三个狭窄，切勿用力过快过猛而损伤尿道黏膜。

5. 导尿过程中，注意观察尿液颜色、性状及量，关注患者反应并询问感受。

6. 对膀胱高度膨胀且极度虚弱的患者，首次导尿不得超过1000ml，防止虚脱和血尿（大量导尿可使腹腔内压急剧下降，血液大量滞留于腹腔内，导致血压下降；同时由于膀胱内压突然降低，导致膀胱黏膜急剧充血、发生血尿）。

7. 固定导尿管时，注意不能过度牵拉，防止膨胀的球囊卡在尿道内口，压迫膀胱壁或尿道，导致黏膜组织的损伤。

8. 做好防止泌尿系统逆行感染的措施：每日尿道口清洁护理1~2次；按照导尿包说明定期更换导尿管及集尿袋。

9. 注意患者主诉并观察尿液情况，发现尿液浑浊、沉淀、有结晶时，应及时处理。

10. 向患者及家属做好健康教育：①摄取足够水分及适当活动对预防泌尿道感染和结石的重要性。②保持引流通畅，避免导尿管受压、扭曲。③翻身及下床活动时，应妥善固定导尿管，集尿袋不得超过膀胱高度并避免挤压，防止尿液反流，导致感染的发生。

【测试题】

1. 患者，女，52岁。今晨在全麻下行胃大部切除术。手术顺利，患者安返病房，术后留置导尿管3天，为防止发生尿路感染，最重要的护理措施是（　　）

A. 严密观察尿量

B. 严格限制饮水

C. 每日尿道口护理2次

D. 每日更换集尿袋2次

E. 每日行膀胱冲洗3次

2. 患者，男，73 岁。因前列腺增生，尿潴留来院就诊，遵医嘱行留置导尿术。正确的操作方法是（　　）

A. 导尿管插入长度为 4~6cm

B. 插导尿管时见尿后再插入 1cm

C. 插导尿管时遇到阻力应尽力快速插入

D. 第一次导尿不可超过 1500ml

E. 集尿袋应低于耻骨联合

重点·笔记

【评价标准】

留置导尿术操作质量标准

<table>
<tr><th>项目</th><th colspan="3">操作质量标准</th></tr>
<tr><td>评估</td><td colspan="3">· 通过查看床头卡和腕带，认真查对床号、姓名、住院号
· 全面评估患者（病情、意识、心理、合作程度、导尿原因、排尿情况、膀胱充盈度等）
· 评估患者对操作的认知情况，并充分告知患者
· 准确告知操作目的，患者能够充分理解并同意
· 解释操作方法、可能出现的不适及配合操作的方法准确，取得患者配合</td></tr>
<tr><td>准备</td><td colspan="3">· 着装整齐，指甲修剪干净
· 环境满足操作需要
· 洗手，戴口罩
· 物品准备齐全，性能完好，放置合理</td></tr>
<tr><td>实施</td><td>留置尿管</td><td>消毒</td><td>· 再次查对
· 洗手，戴口罩
· 向患者解释，遮挡患者，保护隐私
· 协助患者脱下裤子，取正确体位（屈膝平卧，双腿外展），臀下垫巾，注意保暖
· 开导尿包前洗手
· 开导尿外包，取出消毒棉球、镊子、纱布，放置妥当
· 移弯盘至患者会阴旁，位置合适
· 戴手套符合要求，未戴错手
· 消毒外阴、尿道口手法、顺序正确，范围符合要求（清洗消毒彻底）
· 夹取棉球方式正确
· 将弯盘撤至床尾，位置合理
· 清理初次消毒用物，脱手套，洗手
· 移导尿内包位置合适，开包方法正确
· 戴无菌手套符合规范</td></tr>
</table>

重点·笔记

续表

<table>
<tr><th>项目</th><th colspan="3">操作质量标准</th></tr>
<tr><td rowspan="7">实施</td><td rowspan="5">留置尿管</td><td>消毒</td><td>·铺孔巾方法正确，与无菌巾内层连成无菌区，避免跨越及污染无菌区
·检查、润滑导尿管符合要求
·检查并连接集尿袋
·物品放置合理，未出无菌区
·分开小阴唇或扶阴茎方法正确
·消毒规范，顺序正确，弃棉球方法正确
·再次消毒后，分开小阴唇或扶阴茎手不松开</td></tr>
<tr><td>插管</td><td>·持导尿管方法正确
·告知插管，嘱患者放松，指导张口呼吸
·插管方法及部位正确
·插管深度合适
·插管后及时扶持固定导尿管</td></tr>
<tr><td>固定</td><td>·内固定方法正确，避免过度牵拉
·将导尿管用胶布固定于大腿内侧（外固定）方法正确
·妥善固定集尿袋于床旁，低于膀胱水平</td></tr>
<tr><td>标识</td><td>·正确标识导管名称、置管日期和时间、签名
·导管标识粘贴位置正确</td></tr>
<tr><td>撤物整理</td><td>·撤污物合理
·及时遮盖，协助患者穿好裤子，整理床单位
·交代注意事项，感谢患者合作
·根据病情进行健康教育
·医嘱记录完整</td></tr>
<tr><td>拔管撤物</td><td colspan="2">·重新查对和评估患者
·解释拔除尿管的目的
·备物齐全
·协助患者取正确体位
·嘱患者深呼吸，拔管方法正确
·撤污物合理
·及时遮盖，协助患者穿好裤子，整理床单位
·根据病情进行健康教育
·医嘱记录完整</td></tr>
<tr><td colspan="3"></td></tr>
<tr><td>效果评价</td><td colspan="3">·在规定时间内完成操作
·操作熟练、流畅，动作轻柔，应变能力强
·全程与患者沟通交流，富有真情实感
·语言、动作符合专业规范
·具备爱伤观念
·严格遵守查对原则、无菌原则
·注意人文关怀，沟通时面带微笑，称呼合适，用语亲切</td></tr>
</table>

（李希琳）

第十九章　大量不保留灌肠

【操作目的】

1. 解除便秘、肠胀气，减轻腹胀。
2. 清洁灌肠，为肠道手术、检查或分娩做准备。
3. 减轻中毒，稀释并清除肠道内的有害物质，减轻中毒。
4. 降低温度，灌入低温液体，为高热患者降温。

【常用英文词汇】

large-volume non-retention enema 大量不保留灌肠

anus 肛门

buttocks 臀部

rectum 直肠

rectal tubing 肛管

enema solution 灌肠液

enema bag 灌肠袋

lubricate 润滑

bath thermometer 水温计

normal saline 生理盐水

soap solution 肥皂水

sunstroke 中暑

typhoid patient 伤寒患者

constipation 便秘

【病例】

患者，男，62 岁。结肠癌入院，拟手术治疗，术前准备医嘱给予大量不保留灌肠。请你根据医嘱为该患者进行清洁灌肠。

【医嘱单】

深圳大学X医院

临 时 医 嘱 单

姓名：[illegible]　性别：男　年龄：62 岁　科室：普外科　住院号：[illegible]　床号：21

起始		医嘱内容	医生签名	护士签名	执行时间	执行者签名
日期	时间					
06-27	08:30	氯化钠注射液（0.9%）500ml 灌肠	[illegible]	[illegible]		

重点·笔记

1. 常用溶液：0.1%~0.2%的肥皂液，生理盐水。

2. 肝性脑病患者禁用肥皂水灌肠，以减少氨的产生和吸收；充血性心力衰竭和水钠潴留患者禁用生理盐水灌肠。

【操作前准备】

1. 患者

查对：床号、姓名、腕带、床头卡。

评估：患者的年龄、疾病诊断、治疗情况、病情（腹痛、腹胀、排便情况、躯体活动能力等）、灌肠目的、生活自理能力、意识状态、合作程度、心理情况、对大量不保留灌肠的认知。

解释：解释大量不保留灌肠的目的、方法、注意事项、可能出现的不适及配合要点。

2. 环境

准备输液架，环境安静、清洁，室温适宜，光线充足，注意隐秘性。

3. 护士准备

衣帽整洁，修剪指甲，洗手，戴口罩。

4. 用物准备

一次性灌肠包、石蜡棉球、纸巾（或纱布）、一次性医用垫单、水温计、灌肠液（核对医嘱检查溶液以及温度）、快速手消毒液（图 19-1）。

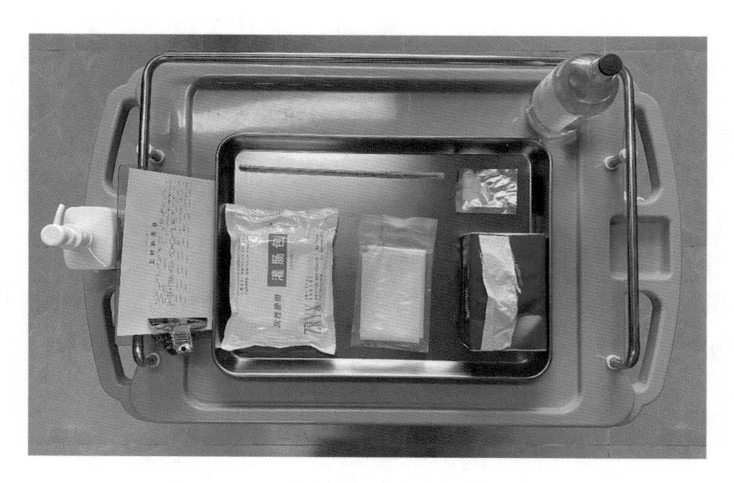

图 19-1　大量不保留灌肠用物准备

【操作步骤】

1. 查对

推车至床旁，查对患者床号、姓名、腕带、床头卡。

重点·笔记

2. 保护患者

拉好床帘及床挡，保护患者隐私及安全。

3. 洗手、戴口罩

按七步洗手法洗手，戴上口罩。

4. 准备灌肠袋

检查并打开一次性灌肠包，取出灌肠袋，检查灌肠袋性能并挂于输液架上，夹闭灌肠袋引流管。

5. 准备灌肠液

根据医嘱核对灌肠液的名称、浓度和量；将灌肠液倒入灌肠袋中，用水温计测量灌肠液温度（口述温度），用纸巾擦拭水温计。

灌肠液温度：
一般：39℃ ~41℃
降温：28℃ ~32℃
中暑：4℃

6. 取纸巾（或纱布），取石蜡棉球

根据需要取纸巾（或纱布）置于弯盘内，检查并取出石蜡棉球置于纸巾（或纱布）上

7. 安置卧位

协助患者取左侧卧位，双膝屈曲，褪裤至膝部，臀部移至床沿，并将一次性医用垫单垫于臀下（图 19-2）。

注意及时盖被，保护患者隐私。

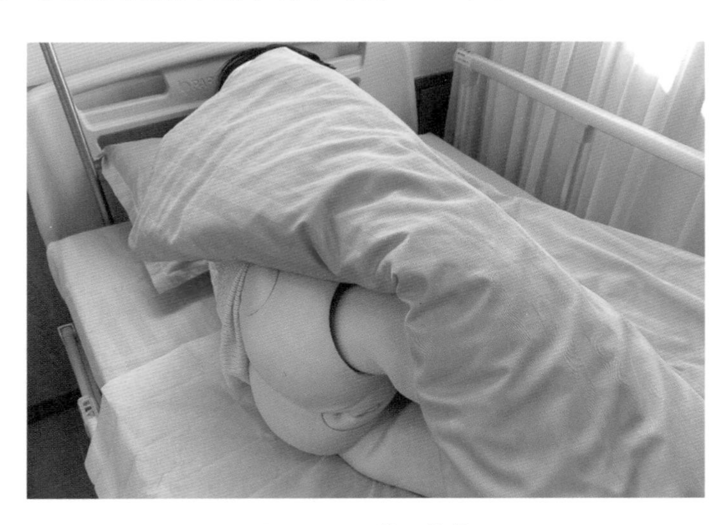

图 19-2　灌肠体位

8. 调整灌肠袋高度

调节输液架高度，使灌肠袋内液面距离肛门 40~60cm。

伤寒患者不得超过30cm。

9. 戴手套

移弯盘于患者臀部旁；将弯盘内纸巾（或纱布）置于垫巾上。

重点·笔记

10. **润管、排气**

润滑肛管前端，排尽管内气体，关闭开关。

11. **插管**

一手垫纸巾（或纱布）分开臀部，暴露肛门口，嘱患者深呼吸，一手将肛管轻轻旋转插入直肠（成人插入 7~10cm，小儿插入 4~7cm），分开臀部的手下移扶住固定肛管（图 19-3）。

若插入受阻，可退出少许，再旋转插入。

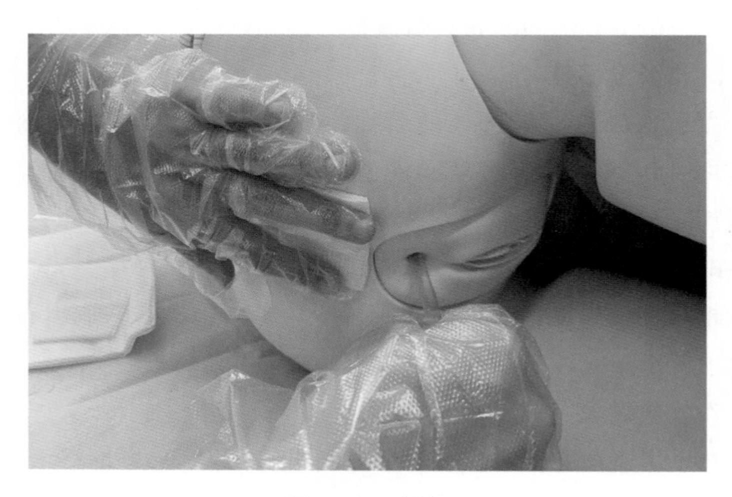

图 19-3 插管

12. **灌液**

打开灌肠袋开关，使灌肠液缓慢流入。

注意关注患者反应并询问感受；观察液体下降情况。

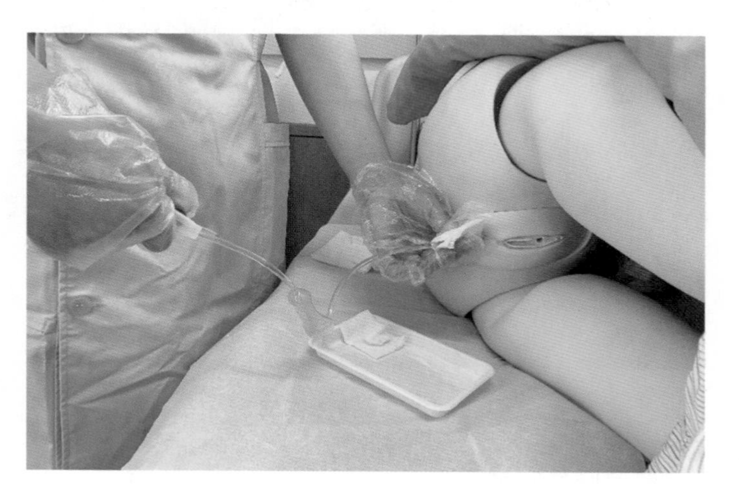

图 19-4 灌液

13. **拔管**

灌肠液即将流尽或患者实在不能忍受更多灌肠液时，夹闭灌肠袋引流管，用纸巾（或纱布）包裹肛管轻轻拔出，擦净肛门。

14. 整理用物

清理灌肠用物于医用垃圾桶内；撤出垫巾；脱下手套，洗手；协助患者穿好裤子，取舒适卧位，整理床单位，开窗通风。

15. 洗手，脱口罩

按七步洗手法洗手，脱下口罩。

16. 交代感谢

向患者说明腹胀感为正常现象，嘱其尽量保留5~10分钟后排便；告知患者已将纸巾、鞋子及呼叫器放于易取处；根据病情进行健康宣教；感谢患者配合。

17. 查对，记录

再次查对患者信息，在医嘱单记录医嘱执行时间并签名。

18. 时间要求

大量不保留灌肠操作要求9分钟内完成（从备物开始至拔管后脱手套洗手）。

重点·笔记

降温时液体要保留30分钟，排便后30分钟，测量体温并记录。

【注意事项】

1. 肝性脑病患者，禁用肥皂水灌肠，以减少氨的产生和吸收；充血性心力衰竭和水钠潴留患者禁用生理盐水灌肠。

2. 妊娠、急腹症、严重心血管疾病等患者禁忌灌肠。

3. 伤寒患者灌肠时溶液不得超过500ml，液面不得超过肛门30cm，防止压力过大、速度过快，造成肠道损伤。

4. 插管手法轻柔、以免损伤黏膜。

5. 准确掌握灌肠溶液的温度、浓度、流速、压力和溶液的量。

6. 灌肠过程中要密切观察，留意患者反应及询问患者感受：

（1）如灌肠液下降过慢或停止，多为肛管前端孔道被粪便阻塞，可移动或挤捏肛管，使粪便脱落。

（2）如灌肠时患者有腹胀或便意时，应嘱患者做深呼吸，以减轻不适。

（3）如发现患者脉速、面色苍白、出冷汗、剧烈腹痛、心慌气急时，应立即停止灌肠并及时与医生联系，采取急救措施。

7. 在体温单大便栏目处记录灌肠结果，如灌肠后解大便1次记为1/E，灌肠后无解大便记为0/E。

重点·笔记

【测试题】

患者，女，53岁。因胃癌入院，拟手术治疗，术前遵医嘱行清洁灌肠。（1~3题共用题干）

1. 灌肠时的体位是（ ）

A. 仰卧位　　B. 俯卧位

C. 头高脚低位　　D. 左侧卧位

E. 右侧卧位

2. 灌肠结束后，护士应嘱咐患者排便前尽量保留灌肠液的时间为（ ）

A. 5~10分钟　　B. 10~15分钟

C. 15~20分钟　　D. 20~30分钟

E. 灌肠后立即排便

3. 若在灌肠中，患者出现面色苍白、出冷汗、心慌气急时，此时护士应采取的措施是（ ）

A. 降低灌肠袋高度以减轻压力

B. 边灌肠边嘱患者深呼吸

C. 转移患者注意力

D. 降低灌肠液速度

E. 立即停止灌肠并通知医生

【评价标准】

大量不保留灌肠操作质量标准

项目	操作质量标准
评估	·通过查看床头卡和腕带，认真查对床号、姓名、住院号 ·全面评估患者（病情、意识、心理、合作程度、排便情况等） ·评估患者对操作的认知情况，并充分告知患者 ·告知操作目的准确，患者能够充分理解并同意 ·解释操作方法、可能出现的不适及配合操作的方法准确，取得患者配合
准备	·着装整齐，指甲修剪干净 ·环境满足操作需要，备好输液架 ·洗手，戴口罩 ·物品准备齐全，性能完好，放置合理

重点·笔记

续表

项目	操作质量标准
实施	·再次查对 ·洗手，戴口罩 ·检查并取出灌肠袋 ·根据医嘱认真核对灌肠液的名称、浓度和量 ·灌肠液测温方法正确 ·擦拭水温计 ·向患者解释，遮挡患者，保护隐私 ·协助患者褪下裤子，取正确体位（左侧卧位，双膝屈曲），臀下垫巾，注意保暖 ·灌肠袋高度适宜（40~60cm，伤寒不得超过 30cm） ·润管方式正确 ·排尽空气 ·持管、分臀方法正确 ·插管前指导患者放松 ·插管动作轻，方法正确，深度适宜（成人插入 7~10cm，小儿插入 4~7cm） ·固定肛管，无脱出、无漏液 ·灌肠过程中注意观察和沟通，询问患者感受 ·患者反映异常时能正确处理 ·拔管方法正确 ·协助患者擦净肛门 ·撤污物合理 ·及时遮盖，协助患者穿好裤子，取舒适卧位，整理床单位 ·正确指导患者保留灌肠液时间（5~10 分钟） ·做好协助患者排便准备工作（纸巾、鞋子、呼叫器） ·根据病情进行健康教育 ·开窗通风 ·医嘱记录完整
效果评价	·在规定时间内完成操作 ·操作熟练、流畅，动作轻柔，应变能力强 ·全程与患者沟通交流，富有真情实感 ·语言、动作符合专业规范 ·具备爱伤观念 ·严格遵守查对原则、无菌原则 ·注意人文关怀，沟通时面带微笑，称呼合适，用语亲切

（李希琳）

重点·笔记

第二十章　小量不保留灌肠

【操作目的】

1. 软化粪便，解除便秘。

2. 排除肠道内的气体，减轻腹胀。

（适用于腹部或盆腔手术后的患者、危重患者、年老体弱患者、小儿及孕妇等）

【常用英文词汇】

small-volume non-retention enema 小量不保留灌肠

anus 肛门

rectum 直肠

rectal tubing 肛管

lubricate 润滑

buttocks 臀部

enema solution 灌肠液

enema bag 灌肠袋

bath thermometer 水温计

【病例】

患者，女，82 岁。脑血栓，右侧肢体偏瘫，身体虚弱，长期卧床。4 天未排大便，腹胀、腹痛，食欲不佳，触诊腹部较硬且紧张。请你遵医嘱为该患者进行小量不保留灌肠。

【医嘱单】

深圳大学 X 医院

临 时 医 嘱 单

姓名：[illegible]　性别：女　年龄：82 岁　科室：神经内科　住院号：[illegible]　床号：18

起始		医嘱内容	医生签名	护士签名	执行时间	执行者签名
日期	时间					
03-13	8：30	1、2、3 溶液（50%硫酸镁 30ml、甘油 60ml、温开水 90ml）　灌肠	[illegible]	[illegible]		

【操作前准备】

1. 患者

查对：床号、姓名、腕带、床头卡。

评估：患者的年龄、疾病诊断、治疗情况、病情（腹痛、腹胀、排便情况、躯体活动能力等）、灌肠目的、生活自理能力、意识状态、合作程度、心理情况、对小量不保留灌肠的认知。

解释：解释小量不保留灌肠的目的、方法、注意事项、可能出现的不适及配合要点。

2. 环境

环境安静、清洁，室温适宜，光线充足，注意隐秘性，准备输液架（使用一次性灌肠包时）。

3. 护士准备

衣帽整洁，修剪指甲，洗手，戴口罩。

4. 用物准备

一次性灌肠包（或注射器、肛管、一次性弯盘、手套）、石蜡棉球、纸巾（或纱布）、一次性医用垫单、水温计、灌肠液（核对医嘱检查溶液以及温度），快速手消毒液（图 20-1）。

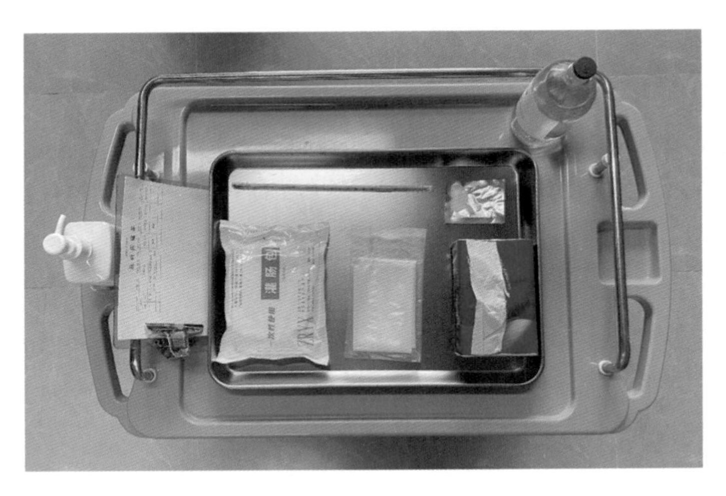

图 20-1　小量不保留灌肠用物准备

【操作步骤】

1. 查对

推车至床旁，查对患者床号、姓名、腕带、床头卡。

重点·笔记

1. 小量不保留灌肠溶液量不超过 200ml，溶液温度 38℃。

2. 常用溶液：①“1、2、3”溶液（50% 硫酸镁 30ml、甘油 60ml、温开水 90ml）；②甘油 50ml 加等量温开水；③各种植物油 120~180ml。

重点·笔记

若插入受阻，可退出少许，再旋转插入。

注意关注患者反应并询问感受。

2. 保护患者

拉好床帘及床挡，保护患者隐私及安全。

3. 洗手、戴口罩

按七步洗手法洗手，戴上口罩。

4. 抽吸灌肠液、连接肛管

检查并打开一次性弯盘；根据医嘱核对灌肠液的名称、浓度和量；用水温计测量灌肠液温度，用纸巾（或纱布）擦拭水温计；用注射器抽吸灌肠液；连接注射器和肛管，并将肛管和注射器放置于弯盘内（如使用一次性灌肠包，同“大量不保留灌肠”步骤4~5）。

5. 取纸巾（或纱布），取石蜡棉球

根据需要取纸巾（或纱布）置于弯盘内，检查并取出石蜡棉球置于纸巾（或纱布）上。

6. 安置卧位

协助患者取左侧卧位，双膝屈曲，褪裤至膝部，臀部移至床沿，并将一次性医用垫单垫于臀下（如使用一次性灌肠包，需调节输液架高度，使灌肠袋内液面距离肛门不超过30cm）。

7. 移盘

戴手套，移弯盘于患者臀部旁；将弯盘内纸巾（纱布）置于垫巾上。

8. 润管、排气

润滑肛管前端，排尽管内气体（如使用一次性灌肠包，应关闭开关）。

9. 插管

左手垫纸巾（或纱布）分开臀部，暴露肛门口，嘱患者深呼吸，右手将肛管轻轻旋转插入直肠（成人插入7~10cm，小儿插入4~7cm），左手下移扶住固定肛管。

10. 灌液

缓慢推注灌肠液（如使用一次性灌肠包，同“大量不保留灌肠”步骤12）。

11. 拔管

灌肠液即将流尽或患者实在不能忍受更多灌肠液时，用纸巾（或纱布）包裹肛管轻轻拔出，擦净肛门（如使用灌肠袋，拔管前应夹闭灌肠袋引流管）。

12. 整理用物

清理灌肠用物于医用垃圾桶内；撤出垫巾；脱下手套，洗手；协助患者穿好裤子，取舒适卧位，整理床单位。

13. 洗手、脱口罩

按七步洗手法洗手，脱下口罩。

14. 交代感谢

向患者说明腹胀感为正常现象，嘱其尽量保留 10~20 分钟再排便；根据病情进行健康宣教；感谢患者配合。

15. 查对，记录

再次查对患者信息，在医嘱单记录医嘱执行时间并签名。

16. 时间要求

小量不保留灌肠操作要求 9 分钟内完成（从备物开始至拔管后脱手套洗手）。

【注意事项】

1. 插管手法轻柔、以免损伤黏膜。

2. 灌肠注意插管深度，压力宜低，灌肠液注入的速度不得过快。

3. 若使用注射器灌肠，每次抽吸灌肠液时应反折肛管尾段，防止空气进入肠道，引起腹胀。

【测试题】

1. 患者，女，66 岁。肺癌晚期，骨转移。化疗后食欲极差，腹胀痛，夜间不能入睡。近 3 天常有少量粪水从肛门排出，有排便冲动，但不能排出大便。该患者最恰当的护理措施是（　　）

A. 指导患者进行排便控制训练

B. 增加静脉输液量，防止水电解质紊乱

C. 可适当减少饮食量，避免腹胀

D. 可给予大量不保留灌肠

E. 可给予小量不保留灌肠，必要时人工取便

2. 患者，男，82 岁。脑梗死偏瘫，长期卧床，今日未解大便，医嘱予以小量不保留灌肠。下面操作步骤中正确的是（　　）

重点·笔记

A. 灌肠袋液面距肛门 40~60cm
B. 成人每次用量为 300ml
C. 肛管轻轻插入肛门 7~10cm
D. 保留药液 1 小时以上
E. 常用“1、2、3”溶液（甘油 30ml、50% 硫酸镁 60ml、温开水 90ml）

【评价标准】

小量不保留灌肠操作质量标准

项目	操作质量标准
评估	·通过查看床头卡和腕带，认真查对床号、姓名、住院号 ·全面评估患者（病情、意识、心理、合作程度、排便情况等） ·评估患者对操作的认知情况，并充分告知患者 ·告知操作目的准确，患者能够充分理解并同意 ·解释操作方法、可能出现的不适及配合操作的方法准确，取得患者配合
准备	·着装整齐，指甲修剪干净 ·环境满足操作需要，必要时备好输液架 ·洗手，戴口罩 ·物品准备齐全，性能完好，放置合理
实施	·再次查对 ·洗手、戴口罩 ·根据医嘱认真核对灌肠液的名称、浓度和量 ·灌肠液测温方法正确 ·擦拭水温计 ·向患者解释，遮挡患者，保护隐私 ·协助患者褪下裤子，取正确体位，臀下垫巾，注意保暖 ·润管方式正确 ·排尽空气 ·持管、分臀方法正确 ·插管前指导患者放松 ·插管动作轻，方法正确，深度适宜（成人 7~10cm，小儿 4~7cm） ·固定肛管，无脱出、无漏液 ·缓慢注射液体，速度适宜 / 灌肠袋高度适宜（不超过 30cm） ·灌肠过程中注意观察和沟通，询问患者感受

续表

项目	操作质量标准
实施	· 患者反映异常时能正确处理 · 拔管方法正确 · 协助患者擦净肛门 · 撤污物合理 · 及时遮盖，协助患者穿好裤子，取舒适卧位，整理床单位 · 正确指导患者保留灌肠液时间（10~20 分钟） · 做好协助患者排便准备工作（纸巾、鞋子、呼叫器） · 根据病情进行健康教育 · 开窗通风 · 医嘱记录完整
效果评价	· 在规定时间内完成操作 · 操作熟练、流畅，动作轻柔，应变能力强 · 全程与患者沟通交流，富有真情实感 · 语言、动作符合专业规范 · 具备爱伤观念 · 严格遵守查对原则、无菌原则 · 注意人文关怀，沟通时面带微笑，称呼合适，用语亲切

（李希琳）

重点·笔记

第二十一章　保留灌肠

【操作目的】

1. 镇静、催眠。

2. 治疗肠道感染。将药液灌入直肠或结肠内，通过肠黏膜吸收达到治疗疾病的目的。

【常用英文词汇】

retention enema 保留灌肠
anus 肛门
buttocks 臀部
rectum 直肠
enema solution 灌肠液
enema bag 灌肠袋
rectal tubing 肛管
pillow 垫枕
bath thermometer 水温计
lubricate 润滑
sedation 镇静
hypnosis 催眠
enteric infection 肠道感染

【病例】

患者，男，42岁。诊断为失眠症。医生开具医嘱，予以10%水合氯醛20ml保留灌肠。请你根据医嘱为该患者进行灌肠。

保留灌肠以晚上睡眠前灌肠为宜，因为此时活动减少，药液易于保留吸收。

【医嘱单】

深圳大学X医院

临时医嘱单

姓名：　性别：男　年龄：42岁　科室：睡眠中心　住院号：　床号：23

起始		医嘱内容	医生签名	护士签名	执行时间	执行者签名
日期	时间					
05-23	21:30	10%水合氯醛20ml 灌肠				

【操作前准备】

1. 患者

查对：床号、姓名、腕带、床头卡。

评估：患者的年龄、疾病诊断、治疗情况、病情（腹痛、腹胀、排便情况、躯体活动能力等）、灌肠目的、生活自理能力、意识状态、合作程度、心理情况、对保留灌肠的认知。

解释：解释保留灌肠的目的、方法、注意事项（灌肠前排便）、可能出现的不适及配合要点。

2. 环境

环境安静、清洁，室温适宜，光线充足，注意隐秘性，准备输液架（使用一次性灌肠包时）。

3. 护士准备

衣帽整洁，修剪指甲，洗手，戴口罩。

4. 用物准备

一次性灌肠包（或注射器、肛管、一次性弯盘、手套）、石蜡棉球、纸巾（或纱布）、一次性医用垫单、水温计、小垫枕（口诉）、灌肠液（核对医嘱检查溶液以及温度）、快速手消毒液（表 21-1）。

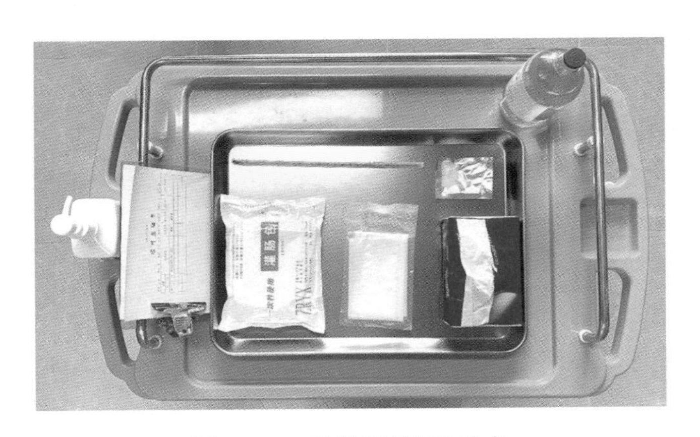

图 21-1　保留灌肠用物准备

重点·笔记

1. 保留灌肠溶液量不超过 200ml，溶液温度为 38℃。

2. 常用溶液：①镇静、催眠，10% 水合氯醛。②抗感染，2% 小檗碱、0.5%~1% 新霉素或其他抗生素溶液。

【操作步骤】

1. 查对

推车至床旁，查对患者床号、姓名、腕带、床头卡。

2. 保护患者

拉好床帘及床挡，保护患者隐私及安全。

3. 洗手，戴口罩

按七步洗手法洗手，戴上口罩。

重点·笔记

4. 抽吸灌肠液、连接肛管

检查并打开一次性弯盘；根据医嘱核对灌肠液的名称、浓度和量；用水温计测量灌肠液温度（口述温度），用纸巾（或纱布）擦拭水温计；用注射器抽吸灌肠液；连接注射器和肛管，并将肛管和注射器放置于弯盘内（如使用一次性灌肠包，同“大量不保留灌肠”步骤4~5）。

5. 取纸巾（或纱布），取石蜡棉球

根据需要取纸巾（或纱布）置于弯盘内，检查并取出石蜡棉球置于纸巾（或纱布）上。

6. 安置卧位

1. 慢性细菌性痢疾，病变部位为直肠或乙状结肠，取左侧卧位。
2. 阿米巴痢疾病变部位多为回盲部，取右侧卧位。

根据病情选择不同卧位，双膝屈曲，褪裤至膝部，臀部移至床沿，并将小垫枕、一次性医用垫单垫于臀下，使臀部抬高约10cm（如使用一次性灌肠包，需调节输液架高度，使灌肠袋内液面距离肛门不超过30cm）。

7. 移盘

戴手套，移弯盘于患者臀部旁；将弯盘内纸巾（或纱布）置于垫巾上。

8. 润管、排气

润滑肛管前端，排尽管内气体（如使用一次性灌肠包，应关闭开关）。

9. 插管

若插入受阻，可退出少许，再旋转插入。

左手垫纸巾（或纱布）分开臀部，暴露肛门口，嘱患者深呼吸，右手将肛管轻轻旋转插入直肠（15~20cm），左手下移扶住固定肛管。

10. 灌液

注意关注患者反应并询问感受。

缓慢推注灌肠液（如使用一次性灌肠包，同“大量不保留灌肠”步骤12）。

11. 拔管

灌肠液即将流尽时，用纸巾（或纱布）包裹肛管轻轻拔出，擦净肛门（如使用灌肠袋，拔管前应夹闭灌肠袋引流管）。

12. 整理用物

清理灌肠用物于医用垃圾桶内；撤出垫巾；脱下手套，洗手；协助患者穿好裤子，取合适卧位，整理床单位。

13. 洗手，脱口罩

按七步洗手法洗手，脱下口罩。

14. 交代感谢

嘱患者尽量保留 1 小时以上；根据病情进行健康宣教；感谢患者配合。

15. 查对，记录

再次查对患者信息，在医嘱单记录医嘱执行时间并签名。

16. 时间要求

保留灌肠操作要求 9 分钟内完成（从备物开始至拔管后脱手套洗手）。

【注意事项】

1. 保留灌肠前嘱患者排便，肠道排空有利于药液吸收。
2. 了解灌肠目的和病变部位，以确定患者的卧位。
3. 肛门、直肠、结肠手术的患者及大便失禁的患者，不宜做保留灌肠。
4. 若使用注射器灌肠，每次抽吸灌肠液时应反折肛管尾端，防止空气进入肠道，引起腹胀。
5. 插管手法轻柔、以免损伤黏膜。
6. 准确掌握灌肠溶液的温度、浓度、流速、压力和溶液的量。
7. 灌肠过程中要密切观察，留意患者反应及询问患者感受：

（1）如灌肠液下降过慢或停止，多为肛管前端孔道被粪便阻塞，可移动或挤捏肛管，使粪便脱落。

（2）如灌肠时患者有腹胀或便意，应嘱患者做深呼吸，以减轻不适。

（3）如发现患者脉速、面色苍白、出冷汗、剧烈腹痛、心慌气急时，应立即停止灌肠并及时与医生联系，采取急救措施。

【测试题】

患者，女，36 岁。因腹痛、腹泻，果酱样便入院就诊。经检查确诊为阿米巴痢疾，遵医嘱行保留灌肠。（1~3 题共用题干）

1. 患者应采取的卧位为（　　）

A. 右侧卧位　　B. 左侧卧位

C. 仰卧位　　D. 俯卧位

E. 半卧位

重点·笔记

2. 采取该卧位的目的为（　　）

A. 利于药物达到治疗部位

B. 减少对患者腹部的刺激

C. 防止药液溢出

D. 使患者舒适安全

E. 使患者容易忍受

3. 下列操作不正确的是（　　）

A. 于晚上睡前灌入　　B. 灌肠液温度 36℃

C. 药量 <200ml　　D. 插入肛管 16cm

E. 嘱患者保留 1~2 小时

【评价标准】

保留灌肠操作质量标准

项目	操作质量标准
评估	·通过查看床头卡和腕带，认真查对床号、姓名、住院号 ·全面评估患者（病情、意识、心理、合作程度、排便情况等） ·评估患者对操作的认知情况，并充分告知患者 ·告知操作目的准确，患者能够充分理解并同意 ·解释操作方法、可能出现的不适及配合操作的方法准确，取得患者配合
准备	·着装整齐，指甲修剪干净 ·环境满足操作需要，必要时备好输液架 ·洗手，戴口罩 ·物品准备齐全，性能完好，放置合理
实施	·再次查对 ·洗手，戴口罩 ·根据医嘱认真核对灌肠液的名称、浓度和量 ·灌肠液测温方法正确 ·擦拭水温计 ·向患者解释，遮挡患者，保护隐私 ·协助患者褪下裤子，取正确体位，臀下垫巾，臀部抬高高度正确，注意保暖 ·润管方式正确 ·排尽空气 ·持管、分臀方法正确 ·插管前指导患者放松 ·插管动作轻，方法正确，深度适宜（15~20cm） ·固定肛管，无脱出、无漏液 ·缓慢注射液体，速度适宜 / 灌肠袋高度适宜（不超过 30cm）

项目	操作质量标准
实施	·灌肠过程中注意观察和沟通，询问患者感受 ·患者反映异常时能正确处理 ·拔管方法正确 ·协助患者擦净肛门 ·撤污物合理 ·及时遮盖，协助患者穿好裤子，取舒适卧位，整理床单位 ·正确指导患者保留灌肠液时间（1 小时以上） ·根据病情进行健康教育 ·医嘱记录完整
效果评价	·在规定时间内完成操作 ·操作熟练、流畅，动作轻柔，应变能力强 ·全程与患者沟通交流，富有真情实感 ·语言、动作符合专业规范 ·具备爱伤观念 ·严格遵守查对原则、无菌原则 ·注意人文关怀，沟通时面带微笑，称呼合适，用语亲切

重点·笔记

【知识点总结】

表 21-1　不同类型灌肠法操作要点的区别

类型	体位	溶液量（ml/ 次）	溶液温度（℃）	液面距肛门高度（cm）	插管深度（cm）	保留时间
大量不保留灌肠	左侧卧位	500~1000（伤寒≤500）	一般：39~41 降温：28~32 中暑：4	40~60（伤寒≤30）	成人 7~10 小儿 4~7	5~10 分钟（降温 30 分钟）
小量不保留灌肠	左侧卧位	≤200	38	≤30	成人 7~10 小儿 4~7	10~20 分钟
保留灌肠	视病情：慢性细菌性痢疾（左侧卧位）；阿米巴痢疾（右侧卧位）	≤200	38	≤30	15~20	1 小时以上

（李希琳）

第二十二章　皮内注射法

【操作目的】

1. 进行药物过敏试验，以判断有无过敏反应。
2. 疫苗预防接种，如卡介苗。
3. 局部麻醉的起始步骤。

【常用英文词汇】

intradermal injection 皮内注射
narcotic 疫苗
deltoidei 卡介苗
tetanus antitoxin 破伤风抗毒素
hypersensitivity reaction 过敏反应
anaphylactic shock 过敏性休克
insulin 过敏
vaccine 麻醉
penicillin 青霉素

【病例】

患者，女，40 岁。拟于明日行子宫肌瘤手术，医生开具医嘱，予以青霉素 40U 皮试。请你根据医嘱为该患者实施青霉素皮试。

【医嘱单】

深圳大学X医院

临 时 医 嘱 单

姓名：　　性别：女　　年龄：40 岁　科室：妇科　　住院号：　　床号：21

起始		医嘱内容	医生签名	护士签名	执行时间	执行者签名
日期	时间					
02-03	08:30	青霉素皮试 40U　ID　　st				

【操作前准备】

1. 患者

重点·笔记

查对：床号、姓名、腕带、床头卡。

评估：患者病情、治疗情况、用药史、过敏史、家族史；是否空腹（药物过敏试验）；是否对酒精过敏（药物过敏试验）；注射部位皮肤状况；意识状态、心理状态（情绪稳定）、合作程度（愿意配合）。

解释：解释用药原因、方法、药物作用及副作用、注意事项、可能出现的不适及配合要点。

体位：体位舒适，充分暴露注射部位方便操作。

2. 环境

室温适宜、光线充足，环境安静、清洁，必要时屏风遮挡。

3. 护士准备

衣帽整洁，修剪指甲，洗手，戴口罩。

4. 用物准备

（1）注射盘：皮肤消毒液（安尔碘、75% 乙醇）、棉签、无菌纱布、砂轮、启瓶器、不锈钢弯盘、做药物过敏试验时需备 0.1% 盐酸肾上腺素；

（2）无菌盘：无菌治疗巾、注射器（1ml、2ml 或 5ml）、针头（$4^{1/2}$ 号、6 号）、注射药物、给药便签。

（3）其他：医嘱单、治疗卡、快速手消毒液、锐器盒、医用垃圾桶、生活垃圾桶（图 22-1）。

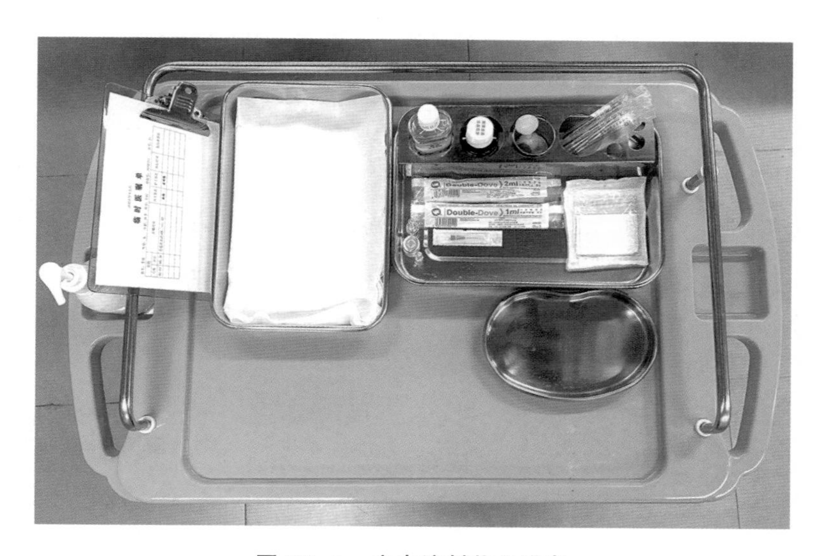

图 22-1　皮内注射物品准备

重点·笔记

【操作步骤】

➡ 配制药液

1. 查对

核对医嘱单、治疗卡、给药便签（床号、姓名、药名、浓度、剂量、给药时间、给药方法、药物有效期）

2. 洗手，戴口罩

按七步洗手法洗手，戴上口罩。

3. 铺无菌盘

将无菌治疗巾铺于无菌盘上。

4. 抽吸药液

根据药物抽吸法抽取所需药液。

药物过敏试验时（以 80 万单位青霉素为例）：

（1）开密封瓶：用启瓶器除去青霉素密封瓶铝盖中心部位→常规消毒瓶盖 1 次，待干。

（2）开安瓿瓶：将安瓿瓶尖端液体弹至体部→用砂轮在安瓿瓶颈部划划痕→75% 乙醇消毒瓶颈 1 次→垫无菌纱布折断安瓿瓶。

（3）溶青霉素：取 5ml 注射器→调节针尖斜面向下、刻度朝上，抽动活塞→抽安瓿瓶内生理盐水 4ml，注入密封瓶内→溶解摇匀→安尔碘消毒瓶塞 1 次。

（4）更换注射器及针头：取 1ml 注射器，并更换为 6 号针头→调节针尖斜面向下、刻度朝上，抽动活塞。

（5）配置皮试液：抽 0.2ml 空气，注入密封瓶→抽青霉素溶液 0.2ml →抽安瓿瓶内生理盐水 0.8ml →混匀药液→排气→排液至 0.1ml（4 万 U/ml）→抽安瓿瓶内生理盐水 0.9ml →混匀药液→排气→排液至 0.1ml （4000U/ml）→抽安瓿瓶内生理盐水 0.9ml →混匀药液→排气→排液至 0.5ml（400 U/ml）→更换 $4^{1/2}$ 号针头。

5. 核对，放妥

再次双人核对（床号、姓名、药名、浓度、剂量、给药时间、给药方法、药物有效期），核对无误后在给药便签上双人签字→将注射药物妥善放置无菌盘中。

6. 洗手，脱口罩

按七步洗手法洗手，脱下口罩。

实施注射

1. 查对

推车至床旁，核对患者床号、姓名、腕带、床头卡。

2. 摆放体位

选择合适的注射部位，协助患者采取舒适体位。

3. 洗手，戴口罩

按七步洗手法洗手，戴上口罩。

4. 严格消毒

用 75% 乙醇消毒注射部位皮肤，待干。

5. 二次核对

核对床号、姓名、药名、浓度、剂量、给药时间、给药方法、药物有效期。

6. 排气进针

旋转针尖斜面朝上，排尽针梗空气→左手绷紧皮肤，右手平执式持注射器，示指固定针栓，保持针尖斜面朝上，以 5° 进针，直至针梗斜面全部进入皮肤，放平注射器。

7. 缓慢推药

左手拇指固定针栓，右手缓慢推药。

8. 快速拔针

推药完毕后，迅速拔针，嘱患者勿按压针眼→处理注射器和针头。

9. 再次核对

观察注射部位局部情况，核对床号、姓名、药名、浓度、剂量、给药时间、给药方法、药物有效期。

10. 整理记录

询问患者感受，协助患者取舒适体位，进行健康宣教，感谢患者配合→整理用物→洗手，脱口罩→记录。

11. 时间要求

皮内注射要求 15 分钟内完成操作（从用物准备至注射完毕后整理记录，配置药液算入计时）。

药物过敏试验结果查看

1. 观察时长

观察时间不少于 20 分钟。

重点・笔记

常用注射部位：前臂掌侧下段（药物过敏试验）、上臂三角肌下缘（卡介苗接种）、局部麻醉处。

乙醇过敏时选用 0.9% 生理盐水进行消毒。

药物过敏试验时，在推药过程中应注意观察皮丘形成情况：注射部位形成 5~6mm 左右的皮丘，皮肤变白，毛孔显露。

重点·笔记

2. 结果判断

双人查看结果。

阴性：注射部位无红肿、皮丘大小无改变；全身无不适症状。

阳性：皮丘变大、出现红晕、周围有伪足伴瘙痒感；可出现头晕、心慌、恶心、过敏性休克。

3. 记录结果

试验结果为阴性：在护理记录单中记录。

试验结果为阳性：在病历、医嘱单、体温单、床头卡上用红笔醒目标注，并告知患者及其家属。

【注意事项】

1. 操作过程中需严格执行三查八对制度和无菌操作原则。

2. 进行药物过敏试验前，应详细询问患者用药史、过敏史、家族史。

3. 药物过敏试验患者不可空腹进行。

4. 药物过敏试验用药剂量需准确，药液需现配现用。

5. 进行药物过敏试验时需告知患者观察时间为 20 分钟，嘱患者及家属在观察期间不得离开病室，勿按压或抓挠皮丘。如出现皮丘范围变大、红肿、瘙痒，或发热、恶心、呕吐、呼吸不畅等不适症状，需立即告知医护人员。

【测试题】

1. 在进行药物过敏试验操作时，以下错误的是（　　）

A. 皮试液现配现用

B. 患者对某药物过敏时，应禁止该药物皮试

C. 皮试液剂量要准确

D. 可用碘类消毒剂消毒皮肤

E. 嘱患者不可按压或抓挠注射部位

2. 某新生儿出生后 8 小时，护士为其进行卡介苗接种，以下方法正确的是（　　）

A. 前臂掌侧下段，ID　　B. 三角肌下缘，ID

C. 三角肌下缘，H　　D. 股外侧肌，H

E. 上臂三角肌，IM

【评价标准】

重点·笔记

皮内注射法操作质量标准

项目		操作质量标准
评估		·通过查看床头卡和腕带，认真查对床号、姓名、住院号 ·全面评估患者（病情、治疗情况、用药史、家族史、过敏史、注射部位皮肤情况、心理状况、合作程度） ·评估患者对操作的认知情况，并充分告知患者 ·准确告知操作目的，患者能够充分理解并同意 ·解释操作方法、可能出现的不适及配合操作的方法准确，取得患者配合
准备		·着装整齐，指甲修剪干净 ·环境满足操作需要 ·洗手，戴口罩 ·物品准备齐全，性能完好；一次性无菌物品均在有效期内，质量合格；物品放置合理 ·药物瓶身完好无破损，瓶口无松动，药名标签内容清晰齐全，对光倒置检查药液澄清无变色无絮状物无沉淀，在有效期内
实施	配置药液	·双人核对医嘱，核对内容需完整准确 ·按规范要求铺无菌盘 ·根据药物抽吸法配置药液，操作过程中注意无菌操作原则、药液剂量准确、抽吸手法规范 ·配药结束后，再次核对医嘱，核对内容需完整准确
	注射	·携用物至床旁，认真核对患者信息 ·避开破损、硬结、皮疹、瘢痕等处，合理选择穿刺部位，协助患者取舒适体位 ·洗手，戴口罩 ·按常规消毒法严格消毒注射部位，注意方法正确 ·注射前再次核对医嘱，排尽针梗内空气 ·注射时注意刺入角度和深度，做到两快一慢，手法规范轻柔 ·缓慢推药，推药过程中注意观察患者局部和全身反应注射完毕后迅速拔针，嘱患者勿按压针眼，及时处理针头 ·再次核对医嘱，询问患者的感受，根据病情进行健康宣教（药物过敏试验时健康教育需完整准确） ·用物整理规范 ·操作完毕后准确记录、签字

重点·笔记

续表

项目	操作质量标准	
	观察	·观察20分钟后双人查看结果 ·皮试结果辨别准确 ·结果查看结束后准确记录，并告知患者及其家属
效果评价	·在规定时间内完成操作 ·操作熟练、流畅，动作轻柔，应变能力强 ·全程与患者沟通交流，富有真情实感 ·语言、动作符合专业规范 ·具备爱伤观念 ·严格遵守查对原则、无菌原则 ·注意人文关怀，沟通时面带微笑、称呼合适，用语亲切	

（叶子文）

重点·笔记

第二十三章　皮下注射法

【操作目的】

1. 注入小剂量药物，用于不宜口服给药而需在一定时间内发生药效时，如胰岛素注射。

2. 预防接种。

3. 局部麻醉用药。

【常用英文词汇】

subcutaneous injection 皮下注射

insulin 胰岛素

narcotic 麻醉药

vaccine 疫苗

deltoid 三角肌

abdomen 腹部

injector 注射器

【病例】

患者，男，58 岁。诊断为 2 型糖尿病，医生开具医嘱，给予胰岛素 10U 皮下注射。请你根据医嘱为该患者实施胰岛素注射。

【医嘱单】

深圳大学 X 医院

临 时 医 嘱 单

姓名：[illegible]　性别：男　年龄：58 岁　科室：内分泌科　住院号：[illegible]　床号：12

起始		医嘱内容	医生签名	护士签名	执行时间	执行者签名
日期	时间					
02-03	08:30	胰岛素注射液 400iu/支　10U　H　ONCE	[illegible]	[illegible]		

【操作前准备】

1. 患者

查对：床号、姓名、腕带、床头卡。

评估：患者病情、治疗情况、用药史、过敏史；注射部位皮肤及皮下组织状况；意识状态、心理状态（情绪稳定）、合作程度（愿

重点·笔记

意配合）。

解释：解释用药原因、方法、药物作用及副作用、注意事项、可能出现的不适及配合要点。

体位：体位舒适，充分暴露注射部位方便操作。

2. 环境

室温适宜、光线充足，环境安静、清洁，必要时屏风遮挡。

3. 护士准备

衣帽整洁，修剪指甲，洗手，戴口罩。

4. 用物准备

（1）注射盘：皮肤消毒液（安尔碘、75% 乙醇）、棉签、无菌纱布、砂轮、启瓶器、不锈钢弯盘。

（2）无菌盘：无菌治疗巾、注射器（1ml 或 2ml）、注射药物、给药便签。

（3）其他：医嘱单、治疗卡、快速手消毒液、锐器盒、医用垃圾桶、生活垃圾桶（图 23–1）。

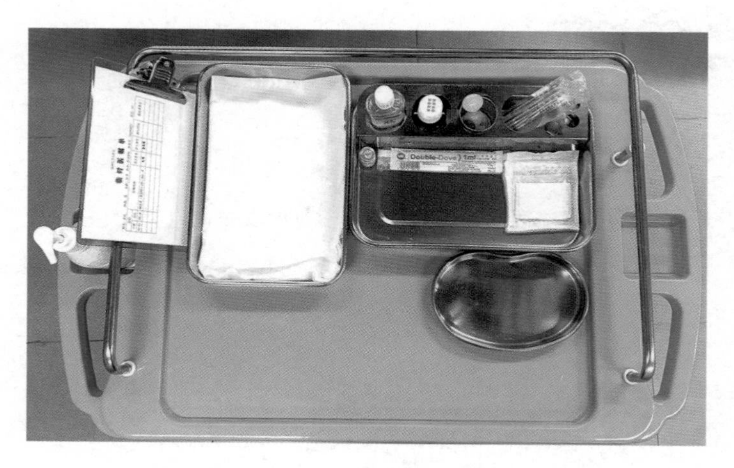

图 23–1　皮下注射物品准备

【操作步骤】

➡ 配制药液

1. 查对

核对医嘱、治疗卡、给药便签（床号、姓名、药名、浓度、剂量、给药时间、给药方法、药物有效期）

重点·笔记

2. 洗手，戴口罩

按七步洗手法洗手，戴上口罩。

3. 铺无菌盘

将无菌治疗巾铺于无菌盘上。

4. 抽吸药液

根据药物抽吸法抽取所需药液。

5. 核对妥放

再次双人核对床号、姓名、药名、浓度、剂量、给药时间、给药方法、药物有效期，核对无误后签字→将注射药物妥善放置无菌盘中。

6. 洗手，脱口罩

按七步洗手法洗手，脱下口罩。

➡ 实施注射

1. 查对

推车至床旁，核对患者床号、姓名、腕带、床头卡。

2. 摆放体位

选择合适的注射部位，协助患者采取舒适体位。

常用注射部位：上臂三角肌下缘、两侧腹壁、后背（避开脊柱）、大腿前侧或外侧。

3. 洗手，戴口罩

按七步洗手法洗手，戴上口罩。

4. 严格消毒

消毒注射部位皮肤，待干。

5. 二次核对

再次核对床号、姓名、药名、浓度、剂量、给药时间、给药方法、药物有效期。

6. 排气进针

取干棉签→调节针尖斜面朝上，排尽针梗内空气→左手绷紧皮肤，右手示指固定针栓，保持针尖斜面朝上，以 30°~40° 快速进针，直至刺入针梗的 1/2~2/3。

7. 缓慢推药

左手轻轻回抽活塞，确保无回血→缓慢推药。

注射角度不可超过 45°，以免刺入肌层。

8. 快速拔针

推药完毕后，右手固定针栓迅速拔针，左手持棉签轻压进针处（嘱患者自行按压 1~2 分钟至注射部位不出血）→处理注射器和针头。

9. 再次核对

观察注射部位局部情况，再次核对床号、姓名、药名、浓度、剂量、给药时间、给药方法、药物有效期。

10. 整理记录

询问患者感受，协助患者取舒适体位，进行健康宣教，感谢患者配合→整理用物→洗手，脱口罩→记录。

11. 时间要求

皮下注射要求 8 分钟内完成（从用物准备至注射完毕后整理记录）。

【注意事项】

1. 操作过程中需严格执行三查八对制度和无菌操作原则。
2. 避免输入刺激性强的药物。
3. 需长期注射者应注意更换注射部位。
4. 消瘦者可捏起局部皮肤，适当降低进针角度。
5. 当注射药液少于 1ml 时使用 1ml 注射器。

【测试题】

患者，男，58 岁。因糖尿病入院，现遵医嘱予以皮下注射胰岛素 10U。（1~2 题共用题干）

1. 以下哪项不是皮下注射的评估内容（　　）

A. 治疗情况

B. 用药史

C. 家族史

D. 过敏史

E. 注射部位皮肤情况

2. 以下关于皮下注射操作的叙述，错误的是（　　）

A. 需严格遵守无菌操作原则

B. 掌握无痛注射技术

C. 进针后立即推注药液

D. 进针角度不宜过深，以免刺入肌层

E. 注射结束后用棉签轻压注射部位至不出血为止

【评价标准】

皮下注射法操作质量标准

<table>
<tr><th>项目</th><th colspan="2">操作质量标准</th></tr>
<tr><td>评估</td><td colspan="2">·通过查看床头卡和腕带，认真查对床号、姓名、住院号
·全面评估患者（病情、治疗情况、用药史、过敏史、注射部位皮肤情况、心理状况、合作程度）
·评估患者对操作的认知情况，并充分告知患者
·准确告知操作目的，患者能够充分理解并同意
·解释操作方法、可能出现的不适及配合操作的方法准确，取得患者配合</td></tr>
<tr><td>准备</td><td colspan="2">·着装整齐，指甲修剪干净
·环境满足操作需要
·洗手，戴口罩
·物品准备齐全，性能完好；一次性无菌物品均在有效期内，质量合格；物品放置合理
·药物瓶身完好无破损，瓶口无松动，药名标签内容清晰齐全，对光倒置检查药液澄清无变色无絮状物无沉淀，在有效期内</td></tr>
<tr><td rowspan="2">实施</td><td>配置药液</td><td>·双人核对医嘱，核对内容需完整准确
·按规范要求铺无菌盘
·根据药物抽吸法配置药液，操作过程中注意无菌操作原则、药液剂量准确、抽吸手法规范
·配药结束后，再次核对医嘱，核对内容需完整准确</td></tr>
<tr><td>注射</td><td>·携用物至床旁，认真核对患者信息
·避开破损、硬结、皮疹、瘢痕等处，合理选择穿刺部位，协助患者取舒适体位
·洗手，戴口罩
·按常规消毒法严格消毒注射部位，注意方法正确
·注射前再次核对医嘱，排尽针梗内空气
·注射时注意刺入角度和深度，做到两快一慢，手法规范轻柔
·推药前回抽确保无回血后，缓慢推药
·注射完毕后迅速拔针，及时处理针头
·注射过程中和注射后需注意观察患者局部和全身反应
·再次核对医嘱，询问患者的感受，根据病情进行健康宣教
·用物整理规范
·操作完毕后准确记录、签字</td></tr>
</table>

重点·笔记

续表

项目	操作质量标准
效果评价	· 在规定时间内完成操作 · 操作熟练、流畅，动作轻柔，应变能力强 · 全程与患者沟通交流，富有真情实感 · 语言、动作符合专业规范 · 具备爱伤观念 · 严格遵守查对原则、无菌原则 · 注意人文关怀，沟通时面带微笑，称呼合适，用语亲切

（郑旭娟）

重点·笔记

第二十四章　肌内注射法

【操作目的】

1. 用于不宜或不能静脉注射，且要求短时间内发生疗效时。
2. 用于刺激性较强或药量较大的药物，不适用于皮下注射时。

【常用英文词汇】

intramuscular injection 肌内注射
gluteus maximus 臀大肌
gluteus medius 臀中肌
gluteus minimus 臀小肌
oil solution 油剂
suspension 混悬剂
injector 注射器

【病例】

患者，女，19岁。因呕吐、腹泻1天入院，经诊断为急性胃肠炎。医生开具医嘱，予以盐酸甲氧氯普胺注射液20mg肌内注射。请你根据医嘱为该患者实施肌内注射。

【医嘱单】

深圳大学X医院

临 时 医 嘱 单

姓名：　性别：女　年龄：19岁　科室：急诊科　住院号：　床号：8

起始		医嘱内容	医生签名	护士签名	执行时间	执行者签名
日期	时间					
02-03	04:30	盐酸甲氧氯普胺注射液20mg　IM　st				

【操作前准备】

1. 患者

查对：床号、姓名、腕带、床头卡。

评估：患者病情、治疗情况、用药史、过敏史；注射部位皮肤状况；意识状态、心理状态（情绪稳定）、合作程度（愿意配合）。

解释：解释用药原因、方法、药物作用及副作用、注意事项、可能出现的不适及配合要点。

体位：体位舒适，充分暴露并放松注射部位，方便操作。

2. 环境

室温适宜、光线充足，环境安静、清洁，必要时屏风遮挡。

3. 护士准备

衣帽整洁，修剪指甲，洗手，戴口罩。

4. 用物准备

（1）注射盘：皮肤消毒液（安尔碘、75% 乙醇）、棉签、无菌纱布、砂轮、启瓶器、弯盘。

（2）无菌盘：无菌治疗巾、注射器（2ml 或 5ml）、注射药物、给药便签。

（3）其他：医嘱单、治疗卡、快速手消毒液、锐器盒、医用垃圾桶、生活垃圾桶（图 24-1）。

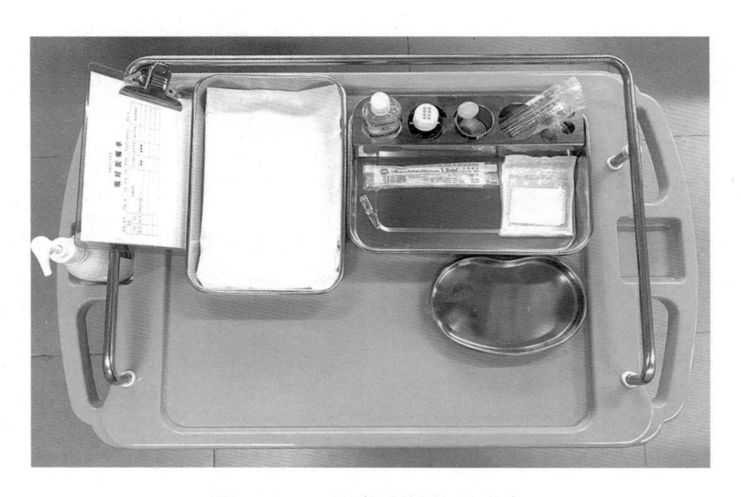

图 24-1　肌内注射物品准备

【操作步骤】

➡ 配置药液

1. 查对

核对医嘱、治疗卡、给药便签（床号、姓名、药名、浓度、剂量、给药时间、给药方法、药物有效期）

2. 洗手，戴口罩

按七步洗手法洗手，戴上口罩。

3. **铺无菌盘**

将无菌治疗巾铺于无菌盘上。

4. **抽吸药液**

根据药物抽吸法抽取所需药液。

5. **核对妥放**

再次双人核对（床号、姓名、药名、浓度、剂量、给药时间、给药方法、药物有效期），核对无误后签字→将注射药物妥善放置无菌盘中。

6. **洗手，脱口罩**

按七步洗手法洗手，脱下口罩。

➡ 实施注射

1. **查对**

推车至床旁，核对患者床号、姓名、腕带、床头卡。

2. **摆放体位**

选择合适的注射部位，根据情况采取不同体位，使注射部位充分放松。

3. **洗手，戴口罩**

按七步洗手法洗手，戴上口罩。

4. **严格消毒**

消毒注射部位皮肤，待干。

5. **二次核对**

再次核对床号、姓名、药名、浓度、剂量、给药时间、给药方法、药物有效期。

6. **排气进针**

取干棉签→排尽针梗内空气→左手绷紧皮肤，右手执笔式持注射器，中指固定针栓，以 90° 快速进针，直至刺入针梗的 1/2~2/3。

7. **缓慢推药**

左手轻轻回抽活塞，确保无回血→缓慢推药。

8. **快速拔针**

推药完毕后，右手固定针栓迅速拔针，左手持棉签轻压进针处（嘱患者自行按压 1~2 分钟至注射部位不出血）→处理注射器和针头。

重点·笔记

常用注射部位：臀大肌、臀中肌、臀小肌、股外侧肌、上臂三角肌。

取侧卧位时：

注射侧下肢伸直，另一侧下肢稍弯曲。

取俯卧位时：

使患者头偏一侧，足尖相对，足跟分开。

皮肤消毒：

用 0.5% 碘伏或安尔碘，以注射点为中心，向外螺旋式消毒，消毒直径 > 5cm。

重点·笔记

9. 再次核对

观察注射部位局部情况，核对床号、姓名、药名、浓度、剂量、给药时间、给药方法、药物有效期。

10. 整理记录

询问患者感受，协助患者取舒适体位，进行健康宣教，感谢患者配合→整理用物→洗手，脱口罩→记录。

11. 时间要求

肌内注射操作要求 8 分钟内完成（从用物准备至注射完毕后整理记录）

【注意事项】

1. 操作过程中需严格执行三查八对制度和无菌操作原则。

2. 2 岁以下的婴幼儿不宜选用臀大肌，以选用臀中肌、臀小肌为宜。

3. 注射时切勿将针梗全部刺入，以防发生断针。

4. 注射多种药液时需遵守药液配伍禁忌。

5. 需长期注射者应注意更换注射部位。

【测试题】

1. 为 2 岁以下婴幼儿进行肌内注射时，不恰当的是（　　）

A. 注射时需注意固定肢体以防折针

B. 宜选用肌肉肥厚的臀大肌

C. 切勿把针梗全部刺入

D. 需注意药物的配伍禁忌

E. 需评估注射部位皮肤情况

2. 臀大肌注射“十”字定位法将臀部分为四个象限，其正确的注射区域是（　　）

A. 内上象限，避开内角

B. 内下象限，避开内角

C. 外上象限，避开内角

D. 外下象限，避开内角

E. 中心区域

【评价标准】

肌内注射法操作质量标准

<table>
<tr><th>项目</th><th colspan="2">操作质量标准</th></tr>
<tr><td>评估</td><td colspan="2">·通过查看床头卡和腕带，认真查对床号、姓名、住院号
·全面评估患者（病情、治疗情况、用药史、过敏史、注射部位皮肤情况、心理状况、合作程度）
·评估患者对操作的认知情况，并充分告知患者
·准确告知操作目的，患者能够充分理解并同意
·解释操作方法、可能出现的不适及配合操作的方法准确，取得患者配合</td></tr>
<tr><td>准备</td><td colspan="2">·着装整齐，指甲修剪干净
·环境满足操作需要
·洗手，戴口罩
·物品准备齐全，性能完好；一次性无菌物品均在有效期内，质量合格；物品放置合理
·药物瓶身完好无破损，瓶口无松动，药名标签内容清晰齐全，对光倒置检查药液澄清无变色无絮状物无沉淀，在有效期内</td></tr>
<tr><td rowspan="2">实施</td><td>配置药液</td><td>·双人核对医嘱，核对内容需完整准确
·按规范要求铺无菌盘
·根据药物抽吸法配置药液，操作过程中注意无菌操作原则、药液剂量准确、抽吸手法规范
·配药结束后，再次核对医嘱，核对内容需完整准确</td></tr>
<tr><td>注射</td><td>·携用物至床旁，认真核对患者信息
·避开破损、硬结、皮疹、瘢痕等处，合理选择穿刺部位，协助患者取舒适体位，使注射部位充分放松
·洗手，戴口罩
·按常规消毒法严格消毒注射部位，注意方法正确
·注射前再次核对医嘱，排尽针梗内空气
·注射时注意刺入角度和深度，做到两快一慢，手法规范轻柔
·推药前回抽确保无回血后，缓慢推药
·注射完毕后迅速拔针，及时处理针头
·注射过程中和注射后需注意观察患者局部和全身反应
·再次核对医嘱，询问患者的感受，根据病情进行健康宣教
·用物整理规范
·操作完毕后准确记录、签字</td></tr>
</table>

重点·笔记

续表

项目	操作质量标准
效果评价	·在规定时间内完成操作 ·操作熟练、流畅，动作轻柔，应变能力强 ·全程与患者沟通交流，富有真情实感 ·语言、动作符合专业规范 ·具备爱伤观念 ·严格遵守查对原则、无菌原则 ·注意人文关怀，沟通时面带微笑，称呼合适，用语亲切

（叶子文）

重点·笔记

第二十五章　静脉注射法

【操作目的】

1. 注入药物，用于不宜口服、皮下注射、肌内注射药物或需迅速发挥药效时。

2. 药物因浓度高、刺激性大、量多而不宜采用其他注射方法。

3. 注入药物做某些诊断性检查。

4. 静脉营养治疗。

【常用英文词汇】

antimicrobial 抗菌的　　basilic vein 贵要静脉
cephalic vein 头静脉　　make a fist 握拳
scalp veins 头皮静脉　　syringe 注射器
dorsal venous of hand/foot 手 / 足背静脉网
femoral artery/vein 股动脉 / 静脉
great/small saphenous vein 大 / 小隐静脉
intravenous injection，静脉注射（IV）
median cubital vein 肘正中静脉
microinfusion pump 微量注射泵
superficial veins of limbs 四肢浅静脉
tourniquet 止血带

【病例】

患者，女，63 岁。因慢性心功能不全入院 1 周。今日患者排尿较少，双下肢水肿明显。医生开具医嘱：呋塞米 20mg，静脉注射，立即执行。

重点·笔记

【医嘱单】

深圳大学X医院

临 时 医 嘱 单

姓名：[illegible]　性别：女　年龄：63岁　科室：心内科　住院号：[illegible]　床号：24

起始		医嘱内容	医生签名	护士签名	执行时间	执行者签名
日期	时间					
01-11	16:30	呋塞米 20mg IV　st	[illegible]	[illegible]		

【操作前准备】

1. 患者

查对：床号、姓名、腕带、床头卡。

评估：患者的病情、治疗情况、用药史及过敏史；意识、肢体活动能力、对用药的认知及合作程度；穿刺部位皮肤、静脉充盈度及管壁弹性。

解释：解释静脉注射的目的、方法、注意事项及配合要点，药物的作用及副作用。

体位：体位舒适，充分暴露注射部位方便操作。

2. 环境

环境安静、清洁，光线充足、室温适宜，必要时屏风遮挡。

3. 护士准备

衣帽整洁，修剪指甲，洗手，戴口罩。

4. 用物准备

（1）治疗车上层（图 25–1）：①注射盘、无菌棉签、皮肤消毒液（安尔碘、75% 乙醇）、砂轮、启瓶器、不锈钢弯盘、止

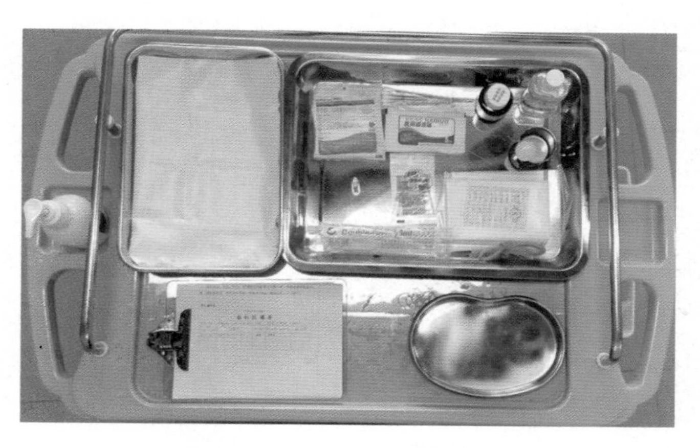

图 25–1　静脉注射用物准备

血带、无菌治疗巾、头皮针、胶布。②无菌盘、无菌治疗巾、注射器（视药量而定）、注射药物。③医嘱卡、快速手消毒液、一次性橡胶手套、无菌手套（股静脉注射使用）。

（2）治疗车下层：生活垃圾桶、医用垃圾桶、锐器盒。

重点·笔记

【操作步骤】

➡ 配置药液

1. 查对

核对医嘱单、治疗卡、给药便签（床号、姓名、药名、浓度、剂量、给药时间、给药方法、药物有效期）

2. 洗手，戴口罩

按七步洗手法洗手，戴上口罩。

3. 铺无菌盘

将无菌治疗巾铺于无菌治疗盘上。

4. 抽吸药液

选用合适注射器和针头，根据药物抽吸法抽取所需药液。

抽吸好药液后针头可更换为头皮针。

5. 核对妥放

再次核对（床号、姓名、药名、浓度、剂量、给药时间、给药方法、药物有效期），核对无误后签字→将注射药物妥善放置无菌盘中。

6. 洗手，脱口罩

按七步洗手法洗手，脱下口罩。

➡ 实施注射

1. 查对

推车至床旁，核对患者床号、姓名、腕带、床头卡。

2. 摆放体位

选择合适的注射部位，协助患者采取舒适体位。

3. 洗手，戴口罩

按七步洗手法洗手，戴上口罩。

4. 选择静脉

戴手套→选择合适静脉，在穿刺部位下方放置无菌治疗巾，穿刺部位上方约 6cm 处扎紧止血带→嘱患者握拳（上肢注射时）。

重点·笔记

注射刺激性强药物时，穿刺时使用抽有生理盐水的注射器，待证实针头在静脉内再换抽有药物的注射器进行推药（针头或头皮针不换），以免药液外溢导致组织坏死。

若穿刺失败需拔针，注意要松止血带、松拳，将干棉签放于穿刺点上方后再拔针。

5. 严格消毒

安尔碘常规消毒局部皮肤 2 次→待干（若使用头皮针则需备胶布）。

6. 二次核对

床号、姓名、药物名称、浓度、剂量、给药时间及方法。

7. 排气进针

取干棉签，排尽注射器内空气（若使用头皮针则连接头皮针后排尽空气）→左手拇指绷紧静脉下端皮肤，右手持注射器，示指固定针栓（若使用头皮针则手持头皮针小翼），针尖斜面朝上，与皮肤呈 15°~30° 穿刺，见回血后沿静脉进针少许。

8. 两松一固定

松止血带，松拳，固定针头（如为头皮针则用胶布固定）。

9. 缓慢推药

缓慢推药（必要时试抽回血，以检查针头是否仍在静脉内），同时观察患者反应。

10. 快速拔针

推药完毕后，将棉签放于穿刺点上方，迅速拔针后按压至不出血为止→处理针头和注射器。

11. 再次核对

床号、姓名、药物名称、浓度、剂量、给药时间及方法。

12. 整理记录

询问患者感受，协助患者取舒适体位，进行健康宣教，感谢患者配合→整理用物→洗手，脱口罩→记录。

13. 时间要求

静脉注射要求 8 分钟内完成（从备物前洗手开始至推车离开）。

【注意事项】

1. 严格执行查对制度、无菌操作原则。

2. 股静脉注射时如误入股动脉，应立即拔出针头，用无菌纱布紧压穿刺 5~10 分钟，直至无出血为止。

3. 根据病情、药物性质，掌握推药速度，并随时听取患者的主诉，若需要长时间、匀速、精准注射，可采用微量注射泵。

重点·笔记

【测试题】

患者，男，57 岁。因哮喘发作前来医院急诊。医嘱：氨茶碱 0.25g+25% 葡萄糖 20ml 静脉注射，立即执行。（1~2 题共用题干）

1. 在推药过程中发现局部隆起，回抽有回血，有疼痛感，可能的原因是（　　）

A. 针头堵塞

B. 针头斜面未完全进入血管，一半在血管外

C. 针头刺入过深，药物注入组织间隙

D. 针头斜面紧贴血管壁

E. 针头穿透血管壁

2. 对于上述状况，正确的解决措施是（　　）

A. 将针头再推进少许

B. 将针头退出少许

C. 先将针头退出少许再沿静脉推进少许

D. 旋转针头以改变其在静脉中的位置

E. 拔出针头重新穿刺

【评价标准】

静脉注射法操作质量标准

项目	操作质量标准
评估	·通过查看床头卡和腕带，认真查对床号、姓名、住院号 ·全面评估患者（病情、治疗情况及药物过敏史；意识、肢体活动能力、对药物的认知及合作情况） ·评估患者对操作的认知情况，并充分告知患者 ·准确告知操作目的，患者能够充分理解并同意 ·解释操作方法、可能出现的不适及配合操作的方法准确，取得患者配合 ·评估患者穿刺部位皮肤有无瘢痕和感染、血管弹性情况等
准备	·着装整齐，指甲修剪干净 ·环境满足操作需要 ·洗手，戴口罩 ·物品准备齐全，质量合格，无菌原则抽吸药液

重点·笔记

续表

项目	操作质量标准
实施	·再次查对 ·洗手，戴口罩 ·暴露穿刺部位，选择适宜静脉（注意沟通、动作轻柔） ·垫巾、扎止血带、握拳（注意沟通） ·按照无菌原则消毒（方法、范围） ·根据医嘱再次查对患者及药物 ·排气方法正确，无空气 ·静脉穿刺手法、角度、深度正确（一针见血） ·回血后松止血带、松拳（注意沟通）、固定针头 ·推药方法正确、速度适宜，观察患者反应 ·拔针方法正确，干棉签按压至不出血（注意沟通） ·拔针后及时处理针头，防止针刺伤 ·操作后再次查对 ·在注射卡上记录执行时间、姓名，记录准确，完整 ·询问患者的感受 ·交代注意事项全面 ·用物整理规范 ·根据病情进行健康宣教
效果评价	·在规定时间内完成操作 ·操作熟练、流畅，动作轻柔，应变能力强 ·全程与患者沟通交流，富有真情实感 ·语言、动作符合专业规范 ·具备爱伤观念 ·严格遵守查对原则、无菌原则 ·注意人文关怀，沟通时面带微笑，称呼合适，用语亲切

（张　瑶）

重点·笔记

第二十六章　静脉输液法

【操作目的】

1. 维持水和电解质、酸碱平衡，预防和纠正水、电解质及酸碱平衡紊乱。

2. 增加血容量，改善微循环，维持血压及微循环灌注量。

3. 补充营养，供给热量，促进组织修复，维持正氮平衡。

4. 输入药物，治疗疾病。

【常用英文词汇】

intravenous infusion 静脉输液

crystalloid solution 晶体溶液

colloidal solution 胶体溶液

malnutrition 营养不良

transfusion reaction 输液反应

water and electrolyte balance 水电解质平衡

vein 静脉

shock 休克

medicine 药物

allergy 过敏

scalp needle 头皮针

sterile 无菌的

【病例】

患者，女，20 岁。脐周游走性疼痛 1 周，右下腹呈持续性阵发性疼痛，加剧 1 天入院治疗。现有 T 38℃，P 80 次 / 分，R 23 次 / 分，BP 118/72mmHg。今晨医嘱：0.9%NaCl 注射液 100ml+庆大霉素 4 万 U，ivgtt。

【医嘱单】

深圳大学X医院

临 时 医 嘱 单

姓名：　　性别：女　　年龄：20 岁　　科室：胃肠外科　　住院号：　　床号：2

起始		医嘱内容	医生签名	护士签名	执行时间	执行者签名
日期	时间					
05-12	09:00	庆大霉素 4 万U，ivgtt				
05-12	09:00	0.9%NaCl 注射液 100ml，ivgtt				

重点·笔记

深圳大学X医院

输液记录单

姓名：	性别：女	住院号：	核对者：
年龄：20岁	床号：2	科室：胃肠外科	日期：2021-05-12

药名	剂量	用法	频率	执行时间	滴速 gtt/min	执行者签名
庆大霉素	4万U	ivgtt	qd			
0.9%NaCl注射液	100ml	ivgtt	qd			

输液巡视	巡视时间	滴速gtt/min	巡视者签名

拔管时间： 拔管人：

【操作前准备】

评估患者前双人核对医嘱。核对人签名在输液记录单。

1. 患者

查对：床号、姓名、腕带、床头卡；

评估：患者的年龄、病情、营养状况、心理社会情况及配合程度；穿刺肢体活动度、穿刺部位皮肤和血管状况；输液前排尿等；

解释：输液目的、意义、方法、注意事项及配合要点；

体位：体位舒适，方便操作。

2. 环境准备

环境整洁、安全，周围安静、舒适，备输液架。

调节输液架至足够高度。

3. 护士准备

衣帽整洁，修剪指甲，洗手，戴口罩。

4. 用物准备

（1）治疗车上层：药物（遵医嘱），输液器，加药注射器，皮肤消毒液（安尔碘、75%乙醇），棉签，快速手消毒液；输液贴，瓶口贴，给药便签；弯盘，砂轮，启瓶器；医嘱单，输液记录单；必要时备绷带和夹板（图26-1）。

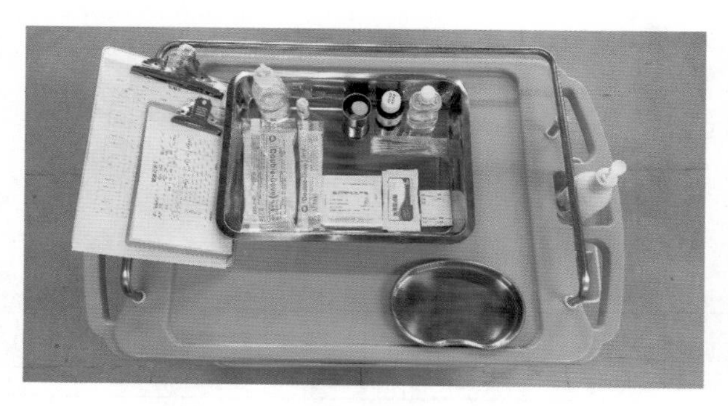

图26-1 静脉输液用物准备

（3）治疗车内：止血带，静脉小垫枕，无菌治疗巾。

（4）治疗车下层：锐器盒、生活垃圾桶、医用垃圾桶。

重点·笔记

【操作步骤】

加药

1. 核对

检查药物、用物，将给药便签倒贴在输液瓶上。

注意给药便签勿覆盖原有标签。

2. 加药

（1）掰开输液瓶其中一个瓶盖（若为袋状液体，取下“拉环”），安尔碘消毒1次。

（2）按医嘱加药完毕（若为袋状液体，需贴瓶口贴），双人核对。

双人核对后，签全名在给药便签。

头皮针静脉输液

1. 核对患者

（1）携用物至患者床旁。

（2）核对患者姓名、床号、手腕带，再次解释操作目的及意义。

（3）协助患者取舒适体位。洗手，戴口罩。

2. 挂输液瓶、排气

（1）掰开输液瓶另一个瓶盖（若为袋状液体，取下瓶口贴），消毒输液瓶口。

打开输液器包装前，需检查质量，固定针头。

（2）打开输液器包装，关闭调节器，将输液器插头插入输液瓶瓶塞（图26-2）。

插入输液器插头时注意保持插头无菌。

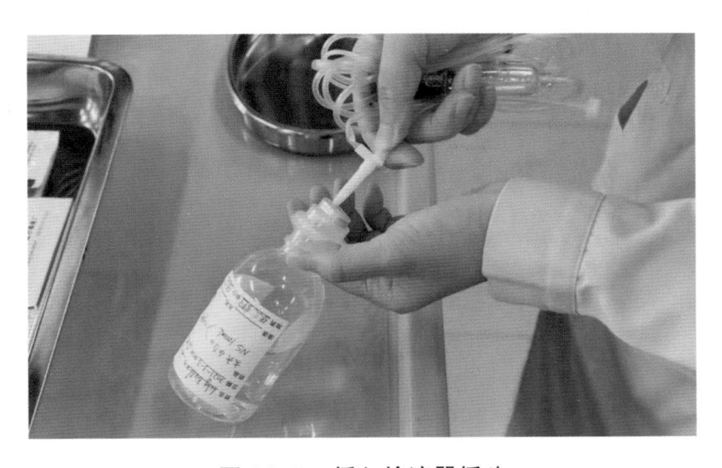

图26-2　插入输液器插头

重点·笔记

如果茂菲氏滴管下端输液管内有气泡，可轻弹输液管，将气泡弹至茂菲滴管内。

（3）将输液瓶挂于输液架上。

（4）倒置茂菲滴管至液面达到滴管的 1/2~2/3 满时，迅速转正滴管（图 26-3）。

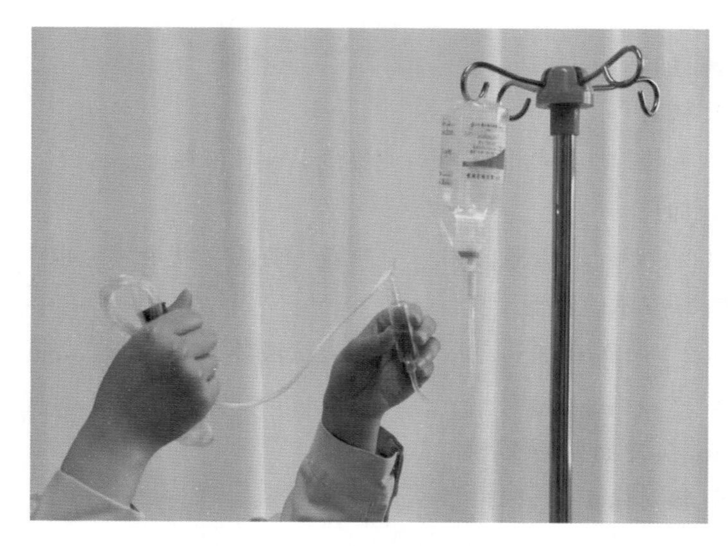

图 26-3　倒置茂菲滴管

（5）打开调节器，使液面缓慢下降至头皮针细管，关闭调节器。

（6）排查输液管气泡（图 26-4）。

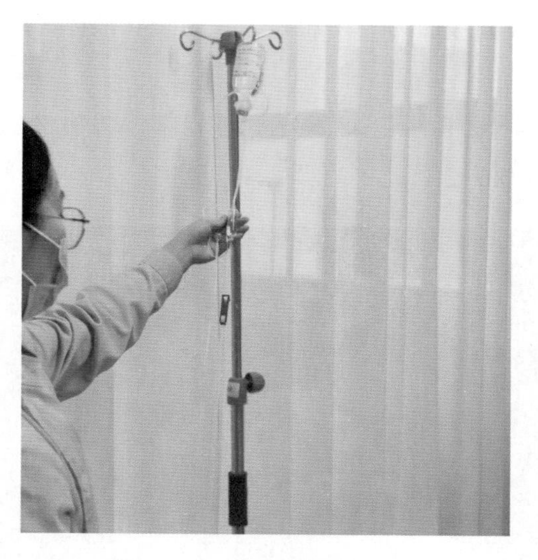

图 26-4　排查输液管气泡

挂输液管末端时注意输液管末端应悬空，注意保持无菌。

（7）将输液管末端悬挂在输液架上。

重点·笔记

3. 选择穿刺部位、消毒皮肤

（1）选择穿刺部位，按需铺无菌巾、放输液小垫枕，使用止血带选择穿刺血管。

穿刺部位选择应避开关节和静脉瓣。

（2）以选定穿刺点为中心，直径大于5cm安尔碘消毒皮肤（图26-5）。待干，备输液贴。

注意止血带尾端向上，并及时松开止血带。

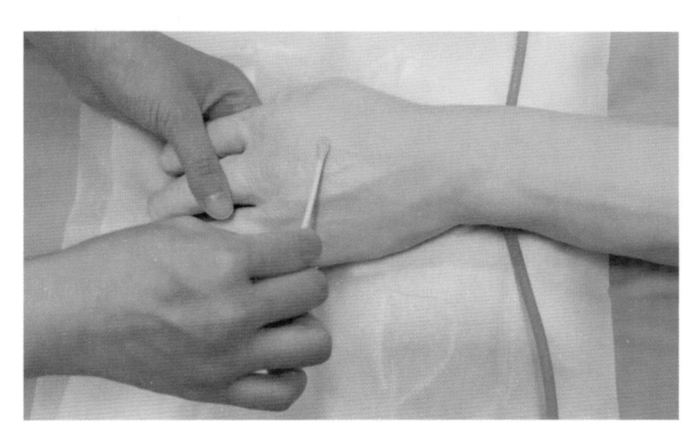

图26-5　消毒皮肤

患者握拳松紧适宜，以充分暴露静脉为佳。

4. 第二次核对

消毒部位待干期间，第二次核对患者姓名、床号、腕带，所用药物药名、剂量、时间、浓度和方法。

5. 静脉穿刺

（1）避开消毒区扎止血带，嘱患者握拳。

（2）再次排气。

（3）穿刺：头皮针与皮肤呈适当角度进针→见回血后再顺静脉方向进针少许→右手拇指固定针头（图26-6）。

进针可适当加大角度至60°。

见回血后再进针使针尖斜面完全没入静脉。

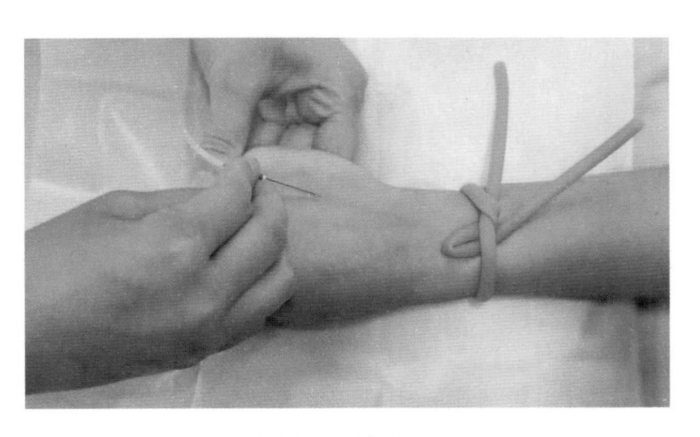

图26-6　穿刺静脉

重点·笔记

固定顺序为：针柄→针眼→输液管。

滴速：一般成人40~60滴/分，儿童20~40滴/分。

（4）左手松止血带，嘱患者松拳，松调节器。

6. 固定、调速

（1）固定：待液体滴入通畅、患者无不适反应。用输液贴保护、固定针头（图26-7）。

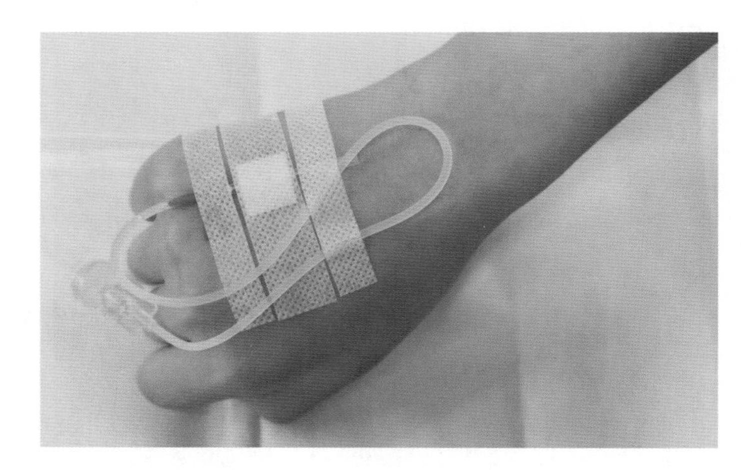

图26-7 用输液敷贴保护、固定针头

（2）调速：根据患者病情、年龄、药物性质、输液量调速（图26-8）。

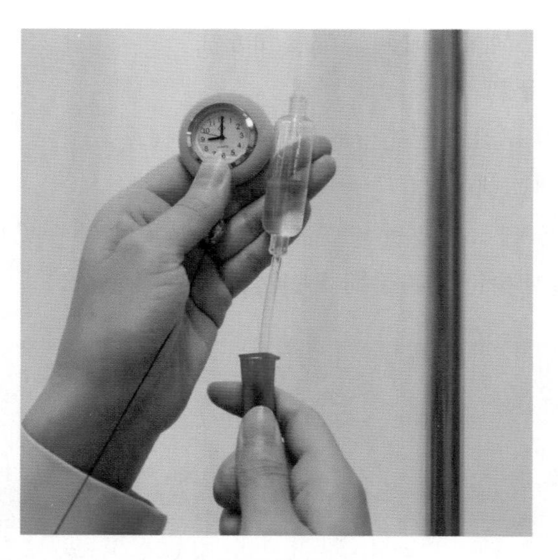

图26-8 调节滴速

7. 第三次核对

第三次核对患者姓名、床号、手腕带，药物药名、剂量、时间、浓度和方法。

8. 整理用物、记录

（1）撤去止血带、治疗巾和静脉小垫枕。协助患者取舒适体位。整理床单位。

（2）用物分类整理。

（3）洗手，摘口罩。

（4）观察输液反应（局部及全身），交代注意事项。

（5）在输液记录单记录、签名。

➡ 输液过程中巡视

1. 观察有无输液反应

密切观察患者有无出现输液反应。

2. 观察针头、输液管

观察针头有无脱出、移位，输液管有无扭曲、受压，滴入是否顺畅，溶液有无外溢，输液瓶余量。

3. 记录

记录在输液记录单上。

➡ 输液完毕后的处理

1. 关闭

确认输液完毕后，关闭输液器。

2. 拔针

轻揭输液贴，轻压穿刺点上方，快速拔针（图 26-8）。

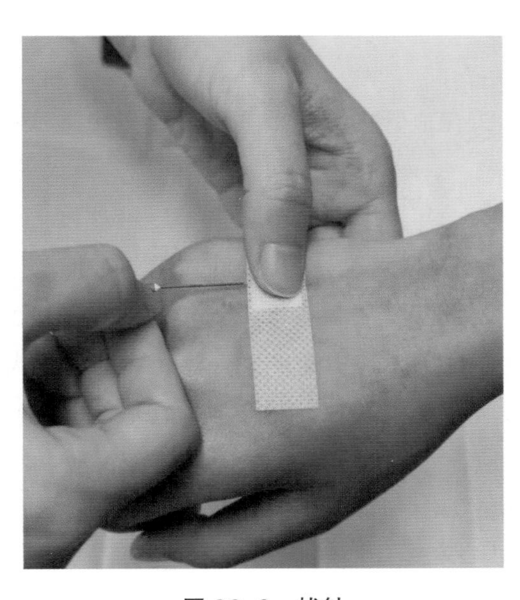

图 26-9 拔针

重点·笔记

交代患者不随意调动输液速度，不缠绕或挤压输液管，同时注意穿刺点皮肤变化。

3. 按压

局部按压 1~2 分钟（直至无出血为止）。

4. 处理针与输液器

将头皮针与输液器插头剪至锐器盒。

5. 安置体位

协助患者活动穿刺肢体，协助患者取舒适体位。

6. 整理

整理床单位，清理用物。

7. 记录

洗手，记录输液记录单并收回。

8. 时间要求

时间要求：静脉输液操作要求 14 分钟内完成（从洗手戴口罩到洗手摘口罩）。

【注意事项】

1. 严格执行核对制度和无菌操作原则。

2. 合理选择静脉：所选择的静脉应粗而直、弹性好，易于触及，充盈良好，相对固定，同时要避开关节和静脉瓣。如需长期输液者，应注意保护和合理、有计划地使用静脉，一般从远端小静脉开始。

3. 注意药物配伍禁忌：根据用药原则、患者的病情以及药物性质，遵医嘱，有计划地、合理安排药物输入顺序，尽快达到治疗效果。

4. 确保针头在血管内方可输入药液，以免造成组织损伤，增加患者痛苦。

5. 根据病情、年龄、药物性质调节输液速度。一般成人滴速为 40~60 滴 / 分，儿童滴速为 20~40 滴 / 分；对年老体弱、婴幼儿、心肺肾功能不良者及输注刺激性较强的药物时速度宜慢；对严重脱水、血容量不足、心肺功能良好者输注速度可适当加快。

6. 输液过程中加强巡视，耐心倾听患者主诉，严密观察患者局部及全身反应，及时处理输液故障或输液反应。

7. 连续输液 24 小时以上者，须每日更换输液器。

8. 防止空气栓塞：输液前要注意排尽输液管及针头的空气，输液过程中要及时更换输液瓶，输液完毕要及时拔针；加压输液要专人照护，严防空气栓塞。

【测试题】

患者，男，71 岁。常年慢性支气管炎，近日急性发作入院治疗后病情缓解。今天输液半小时后，患者突然面色苍白、呼吸急促、咳嗽加重、咯粉红色泡沫痰。（1~2 题共用题干）

1. 该患者的输液速度以下哪项最适宜（　　）

A. 20 滴 / 分　　B. 40 滴 / 分

C. 60 滴 / 分　　D. 80 滴 / 分

E. 100 滴 / 分

2. 控制滴速是因为担心患者（　　）

A. 哮喘再次发作　　B. 循环负荷过重

C. 输液浓度过高　　D. 静脉空气栓塞

E. 对药物过敏

【评价标准】

静脉输液操作质量标准

项目	操作质量标准
评估	· 认真查对患者姓名、床号、腕带。 · 全面评估患者（病情、意识、心理、认知及合作程度）。 · 告知操作目的，解释操作方法、可能出现的不适及配合操作的方法。 · 评估穿刺肢体活动度、血管和皮肤状况。 · 人文关怀：二便。
准备	· 护士衣帽整洁，修剪指甲，洗手，戴口罩。 · 环境满足操作需要，整洁、安全、安静、舒适。 · 物品准备齐全，性能完好，放置合理
实施	· 检查药物、用物，方法正确，质量合格 · 将输液贴倒贴在输液瓶上 · 加药，请人核对，签名 · 第一次核对 · 洗手，戴口罩 · 连接输液器与输液瓶，注意无菌 · 正确排气

重点·笔记

续表

项目	操作质量标准
实施	·排查输液管气泡 ·悬挂输液管末端，注意无菌 ·使用止血带选择穿刺血管，及时松开止血带；正确消毒皮肤 ·第二次核对 ·避开消毒区扎止血带，嘱患者握拳；再次排气 ·穿刺：进针角度合适，手法正确 ·左手松止血带，嘱患者松拳，打开调节器 ·固定：用输液敷贴保护、妥善固定针头，方法正确 ·正确调速 ·第三次核对 ·观察输液反应（局部及全身），交代注意事项 ·协助患者取舒适体位，整理床单位 ·撤去止血带、治疗巾和小垫枕，用物分类整理 ·洗手，输液记录单记录、签名 ·输液巡视，记录在输液记录单 ·确认输液完毕后，关闭输液器，正确拔针 ·健康教育；整理床单位，清理用物 ·洗手记录，收回输液记录单
评价	·在规定时间内完成操作 ·操作熟练、流畅，动作轻柔，应变能力强 ·全程与患者沟通交流，富有真情实感 ·语言、动作符合专业规范 ·具备爱伤观念 ·严格遵守查对原则、无菌原则 ·注意人文关怀，沟通时面带微笑，称呼合适，用语亲切

（刘　珂）

重点·笔记

第二十七章　静脉输血法

【操作目的】

1. 补充血容量。
2. 纠正贫血。
3. 补充血浆蛋白。
4. 补充各种凝血因子和血小板。
5. 补充抗体、补体等血液成分。
6. 排除有害物质。

【常用英文词汇】

blood transfusion 静脉输血
whole blood 全血
plasma 血浆
red blood cell 红细胞
blood group 血型
cross-matching test 交叉配血试验

【病例】

患者，女，19岁。因月经过多，倦怠无力，气促1周，伴眩晕、出冷汗1天急诊入院，诊断为重度失血性贫血。医生开具医嘱，予以同型（O型）浓缩红细胞4U静脉滴注，0.9%氯化钠100ml冲管。请你根据医嘱为该患者实施静脉输血治疗。

【医嘱单】

深圳大学X医院

临 时 医 嘱 单

姓名：　　性别：女　　年龄：19岁　　科室：妇科　　住院号：　　床号：15

起始		医嘱内容	医生签名	护士签名	执行时间	执行者签名
日期	时间					
02-03	08:30	同型(O型)浓缩红细胞 4U ivgtt　st				
02-03	08:30	0.9%氯化钠 100ml，冲管用（输血前后）				

重点·笔记

【操作前准备】

1. 患者

查对：床号、姓名、腕带、床头卡。

评估：患者病情、治疗情况、输血史、过敏史；注射部位皮肤及血管状况；意识状态、心理状态（情绪稳定）、合作程度（愿意配合）；排空大小便。

解释：解释输血目的、注意事项、可能出现的不适及配合要点。

体位：体位舒适，充分暴露注射部位方便操作。

2. 环境

室温适宜、光线充足，环境安静、清洁。

3. 护士准备

衣帽整洁，修剪指甲，洗手，戴口罩。

4. 用物准备

（1）注射盘：皮肤消毒液（安尔碘、75% 乙醇）、棉签、无菌纱布、不锈钢弯盘、输液贴、胶布、一次性输血器、无菌治疗巾、血液制品（遵医嘱准备）、0.9% 氯化钠溶液 100ml（图 27-1）。

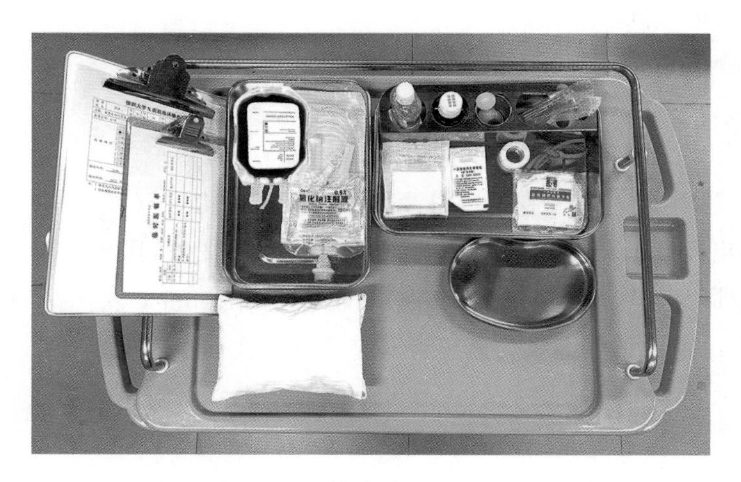

图 27-1 静脉输血用物准备

（2）血制品准备：双人核对医嘱、输血申请单、血型化验单、取血单、血袋，内容包括：床号、姓名、性别、年龄、住院号、病房 / 门急诊、血型、血袋号、血液有效期、交叉配血试验结果、保存血的外观。

（3）其他：静脉小垫枕、止血带、一次性橡胶手套、输液架、快速手消毒液、锐器盒、医用垃圾桶、生活垃圾桶。

重点·笔记

【操作步骤】

➡ 实施注射

1. 双人核对

推车至床旁，双人核对患者床号、姓名、性别、年龄、住院号、病房 / 门急诊、血型、血袋号、血液有效期、交叉配血试验结果、保存血的外观。

2. 摆放体位

选择合适的穿刺部位，协助患者采取舒适体位。

常用穿刺部位：四肢浅静脉、颈外静脉、锁骨下静脉。

3. 洗手，戴口罩

按七步洗手法洗手，戴上口罩。

4. 建立通路

按密闭静脉输液操作建立静脉通道，输入少量生理盐水（详细操作步骤见“第二十六章 静脉输液”）。

5. 消毒血袋封口

轻轻摇匀血液→戴手套→常规消毒血袋封口处 1 次。

6. 二次核对

再次核对床号、姓名、性别、年龄、住院号、病房 / 门急诊、血型、血袋号、血液有效期、交叉配血试验结果、保存血的外观。

7. 连接血袋

将输血器针头从生理盐水瓶拔出，插入血袋的输血接口→缓慢将血袋倒挂于输液架上。

8. 调速

开始时速度宜慢，严密观察 15 分钟后，如无不良反应则根据病情和年龄调节滴速。

开始输血时速度不宜超过 20 滴 / 分。

9. 再次核对

核对患者床号、姓名、性别、年龄、住院号、病房 / 门急诊、血型、血袋号、血液有效期、交叉配血试验结果、保存血的外观。

10. 整理记录

询问患者感受，协助患者取舒适体位，进行健康宣教，感谢患者配合→整理用物→洗手，脱口罩→记录。

重点·笔记

11. 时间要求

静脉输血要求15分钟内完成（从用物准备至操作完毕后整理记录，拔针不计时）

➡ 输血巡视

1. 巡视时间

输血开始时、输血后15分钟各巡视1次，随后每30分钟巡视1次。

2. 巡视内容

密切观察患者病情变化、注射部位局部情况、有无输血反应等不适→记录。

➡ 输血完毕

1. 查对

核对患者床号、姓名、腕带、床头卡，确认输血完毕，无后续血制品输注→洗手，戴口罩。

2. 续滴生理盐水

常规消毒生理盐水瓶盖处1次→将输血器针头从血袋拔出，插入生理盐水瓶，输入少量生理盐水。

3. 快速拔针

关闭输血器→轻揭输液贴，左手轻压进针处，右手快速拔针→嘱患者自行按压进针处至不出血→处理输血器，保留血袋。

4. 整理记录

询问患者感受，协助患者取舒适体位，进行健康宣教，感谢患者配合→整理用物→洗手，脱口罩→记录（输血开始和结束时间、种类、血量、血型、血袋号、有无输血反应）。

输血完毕后将血袋送至血库保留24小时。

【注意事项】

1. 库存血取血后在室温下复温15~20分钟，复温时间不可过长，复温后尽快输入。冰冻血浆取血后在35℃ ~ 37℃水浴中复温，复温后尽快输注。

2. 取血和输血过程中严格执行双人核对制度和无菌操作原则。

3. 若需同时输入成分血和全血，先输成分血，后输全血。

4. 输血前后及在输注两袋血之间需要输入少量生理盐水冲洗管道。

5. 血液中不可加入其他药物。

6. 输血过程中需严密观察患者情况，若出现输血反应需立即停止输血，及时处理。

【测试题】

1. 大量输入库存血后容易出现（　　）

A. 碱中毒和低血钾

B. 碱中毒和高血钾

C. 酸中毒和低血钾

D. 酸中毒和高血钾

E. 高血钠和低血钾

2. 发生溶血反应时，护士首先应该（　　）

A. 停止输血，保留余血

B. 热敷腰部

C. 静脉注射碳酸氢钠

D. 控制感染，纠正水电解质紊乱

E. 安慰患者，消除其紧张情绪

【评价标准】

静脉输血法操作质量标准

项目	操作质量标准
评估	·通过查看床头卡和腕带，认真查对床号、姓名、住院号 ·全面评估患者（病情、治疗情况、输血史、过敏史、注射部位皮肤情况、心理状况、合作程度） ·评估患者对操作的认知情况，并充分告知患者 ·准确告知操作目的，患者能够充分理解并同意 ·解释操作方法、可能出现的不适及配合操作的方法准确，取得患者配合
准备	·着装整齐，指甲修剪干净 ·环境满足操作需要 ·洗手，戴口罩 ·物品准备齐全，性能完好；一次性无菌物品均在有效期内，质量合格；物品放置合理

重点·笔记

续表

<table>
<tr><th>项目</th><th colspan="2">操作质量标准</th></tr>
<tr><td>准备</td><td colspan="2">·双人严格核对医嘱、输血申请单、血型化验单、取血单、血袋，核对内容需完整准确。血制品包装完好无破损渗漏，标签内容清晰齐全；血液质量合格，无变色凝块等
·药袋完好无破损，瓶口无松动，药名标签内容清晰齐全，对光倒置检查药液澄清无变色无絮状物无沉淀，在有效期内</td></tr>
<tr><td rowspan="3">实施</td><td>实施注射</td><td>·携用物至床旁，双人核对患者信息及血制品
·避开破损、硬结、皮疹、瘢痕等处，合理选择穿刺部位，协助患者取舒适体位
·洗手，戴口罩
·根据密闭静脉输液操作建立静脉通道，输入少量生理盐水冲洗管道。注射过程中和注射后需注意观察患者反应
·摇匀血液，动作轻柔
·注意无菌操作原则
·再次核对医嘱，滴速调节合适
·询问患者的感受，根据病情进行健康宣教
·用物整理规范
·操作完毕后准确记录、签字</td></tr>
<tr><td>输血巡视</td><td>·按输血开始时、输血后 15 分钟、输血每 30 分钟巡视 1 次进行巡视，巡视内容完整，记录准确</td></tr>
<tr><td>输血完毕</td><td>·核对医嘱，确认输血完毕后，继续输入少量生理盐水确保输血器内血液完全输入体内
·操作结束后用物整理规范
·准确记录，包括输血开始和结束时间、种类、血量、血型、血袋号、有无输血不良反应</td></tr>
<tr><td>效果评价</td><td colspan="2">·在规定时间内完成操作
·操作熟练、流畅，动作轻柔，应变能力强
·全程与患者沟通交流，富有真情实感
·语言、动作符合专业规范
·具备爱伤观念
·严格遵守查对原则、无菌原则
·注意人文关怀，沟通时面带微笑，称呼合适，用语亲切</td></tr>
</table>

（叶子文）

重点·笔记

第二十八章　静脉血标本采集法

【操作目的】

评估器官功能、代谢水平和生化指标，为临床诊断和治疗提供依据。

【常用英文词汇】

intravenous blood sampling 静脉血标本采集法
venous 静脉
puncture 穿刺
blood vessel 血管
routine blood test 血常规
blood collection tube 采血管
blood collecting needle 采血针
fasting blood glucose 空腹血糖

【病例】

患者，女，56岁。近2个月来出现多饮、多食、烦渴、夜尿增多等。入院内分泌科，医嘱检查患者血常规、空腹血糖和糖化血红蛋白。

【医嘱单】

深圳大学X医院

临 时 医 嘱 单

姓名：　性别：女　年龄：56岁　科室：内分泌科　住院号：　床号：2

起始		医嘱内容	医生签名	护士签名	执行时间	执行者签名
日期	时间					
05-12	09:00	静脉血：血常规　st				
05-12	09:00	静脉血：空腹血糖　st				
05-12	09:00	静脉血：糖化血红蛋白　st				

重点·笔记

评估患者前双人核对医嘱单、检验申请单、标签、真空采血管，无误后贴标签于真空采血管外壁上。核对人签名在检验申请单。

深圳大学X医院

检验申请单

姓名：[illegible]　床号：2　性别：女　年龄：56岁
住院号：[illegible]　科室：内分泌科
临床诊断：糖尿病？
申请日期：2021-05-12

检验项目

检验名称	检验样本	采集时间	执行时间	签名
血常规	静脉血	9：00		
空腹血糖	静脉血	9：00		
糖化血红蛋白	静脉血	9：00		

医师：[illegible]

核对人：
时　间：

【操作前准备】

1. 患者

查对：床号、姓名、腕带、床头卡。

评估：患者的病情、意识状态、自理能力、合作程度、心理状态、是否进食；患者肢体活动状况、静脉充盈状况、穿刺部位皮肤情况（有无水肿、结节、瘢痕、伤口等）；询问需求。

解释：解释静脉血标本采集法的目的、真空采血的方法及采血量；向患者说明采血前、后的注意事项。

体位：体位舒适，方便操作。

2. 环境

清洁、安静，温湿度适宜，光线充足或有足够的照明，必要时屏风或围帘遮挡。

3. 护士准备

衣帽整洁，修剪指甲，洗手，戴口罩。

4. 用物准备

（1）治疗车上层：真空采血管、一次性采血针、棉签、快速手消毒液、不锈钢弯盘、试管架、安尔碘（图28-1）。

（2）治疗车抽屉：止血带、无菌治疗巾、无菌手套。

（3）治疗车下层：锐器盒、医用垃圾桶和生活垃圾桶。

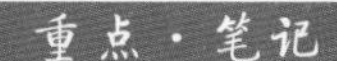

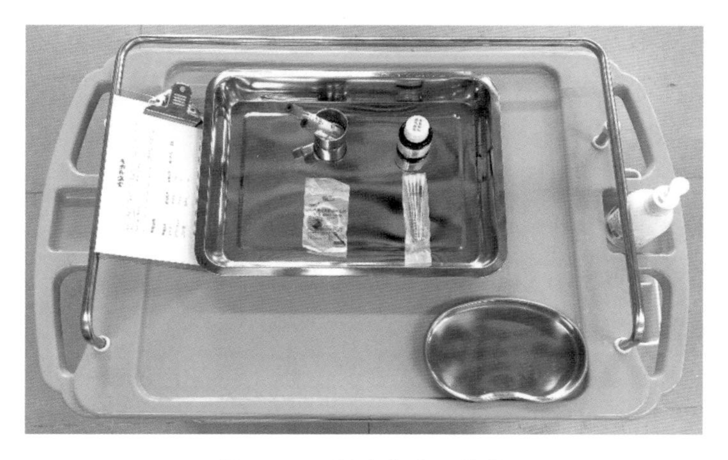

图 28-1　治疗车上层物品

【操作步骤】

1. 操作前核对

床号、姓名、住院号、检验项目和采血试管。

2. 再次解释

静脉采血的目的、真空采血的方法及采血量。

3. 体位摆放

协助患者暴露需采血的肢体。

体位摆放：坐位肘下放垫枕；卧位不需要。

4. 洗手，戴口罩，戴手套

按七步洗手法洗手，戴上口罩，戴好手套。

5. 选穿刺点

肘下铺巾，用止血带选择合适的肘部静脉和穿刺点（图 28-2）。

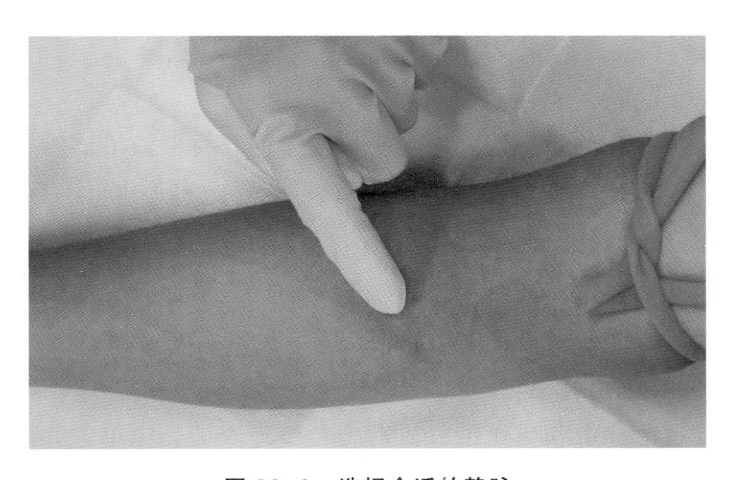

图 28-2　选择合适的静脉

重点·笔记

注意止血带尾端朝上。

持针角度可根据患者血管深浅适当调整。

同时采集多种项目时，按照顺序采集标本。按检验项目的，抽取所需血量。须按要求混均的采血管，要颠倒混匀5~8次。

采血结束后，先拔采血管，后拔针头。

6. 消毒

进行常规皮肤消毒，消毒直径不小于5cm；待干。

7. 再次核对

操作中核对。

8. 系止血带

距穿刺点上方约6~8cm处系止血带，嘱咐患者握拳。

9. 静脉穿刺

左手绷紧皮肤，右手持采血针，以15°~30°的持针角度进行穿刺；将针头刺入血管内，见到回血后，胶带固定采血针针柄（图28-3）。

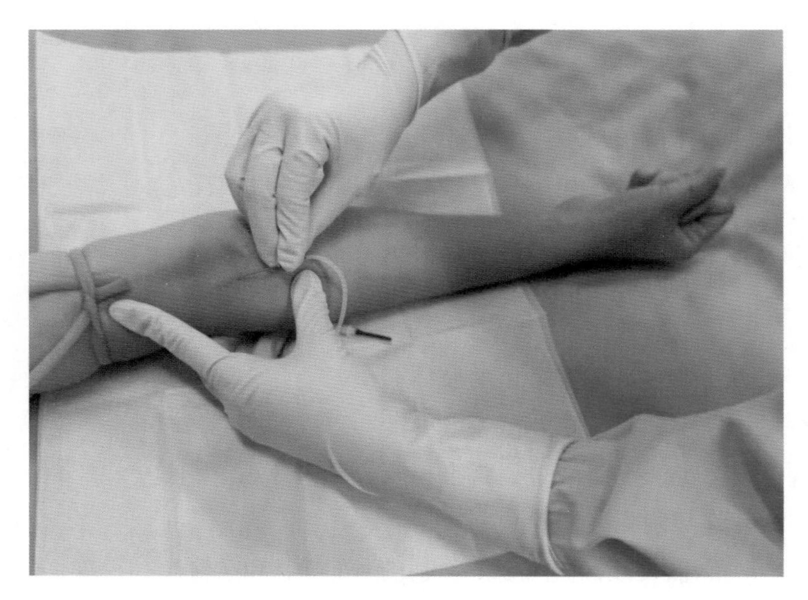

图28-3 静脉穿刺

10. 采血

将采血针的另一端刺入真空采血管内，将血液沿试管壁缓缓注入真空采血管中（图28-4）。

11. 拔针

松开止血带，同时嘱患者松拳，用棉签沿血管方向按压穿刺点，迅速拔针；嘱患者按压穿刺点1~2分钟直至不出血。

12. 整理用物

取下治疗巾和止血带；协助患者整理衣袖、床单位并取舒适卧位；处理用物。

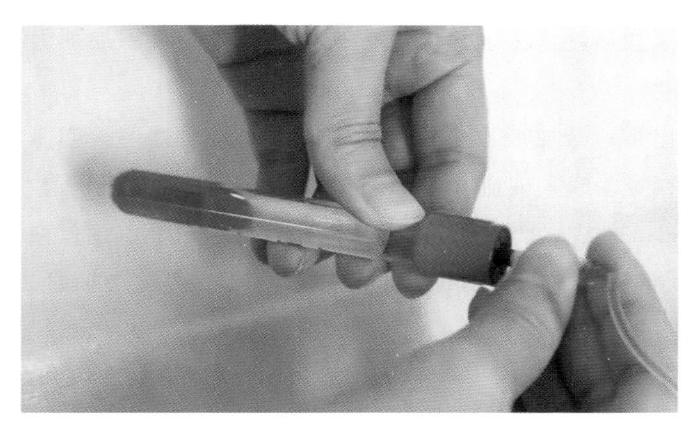

图 28-4　真空采血管采血

13. 脱手套，洗手，脱口罩

脱下手套，按七步法手法洗手，脱下口罩。

14. 核对

再次查对患者姓名，床号及标本；核对检验申请单上的检验项目和所采的各种真空采血管标签内容是否对应；检查完毕后，将标本放到指定位置。

15. 健康宣教

观察穿刺部位，24 小时内不要揉洗采血部位等。

16. 记录

在检验单上签名并记录采血时间。

17. 时间要求

静脉采血要求在 8 分钟内完成（从洗手戴口罩到洗手摘口罩）

【注意事项】

1. 严格执行查对制度和无菌操作原则。

2. 若患者正在进行静脉输液、输血，不宜在同侧手臂采血。

3. 在采血过程中，应当避免导致溶血的因素。

4. 需要抗凝的血标本，应将血液与抗凝剂混匀，轻轻转动防止血液凝固。

5. 空腹血糖测定需空腹 12~14 小时后取静脉血，取血前避免剧烈运动，取血时间最好在早晨或上午。

6. 血管的选择：一般采用肘部静脉，腕部及手背静脉，内踝静脉，股静脉，小儿可采颈外静脉。

重点·笔记

7. 采血后注入采血管的顺序：血培养管→无添加剂管→凝血管→抗凝管。

采血量：全血或血浆检验标本时，需及时摇匀。如血培养、厌氧培养等，成人抽血 8~10ml（怀疑亚细时应≥10ml），小儿抽血 1~3ml，血常规抽血 0.5~1ml，糖化血红蛋白、肌钙蛋白等抽血 2ml，凝血功能抽血 2~3ml，血沉抽血 1.6ml，生化类抽血 2ml。

【测试题】

患者，男，22 岁。因淋雨出现寒战、高热、肌肉酸痛半日来诊，右胸放射至右肩，呼吸时加重。查体：T 39.5℃，BP 90/60mmHg，P 95 次 / 分；右下肺语音震颤增强，呼吸音粗，可闻及湿啰音。（1~2 题共用题干）

1. 为明确诊断，遵医嘱检查血培养、血常规及血沉等，血沉检查应选择的试管是（　　）

A. 干燥试管　　B. 血培养瓶
C. 普通试管　　D. 抗凝试管
E. 真空试管

2. 采集上述血标本后，注入试管的顺序是（　　）

A. 干燥管→抗凝管→血培养瓶
B. 干燥管→血培养瓶→抗凝管
C. 抗凝管→血培养瓶→干燥管
D. 血培养瓶→干燥管→抗凝管
E. 血培养瓶→抗凝管→干燥管

【评价标准】

静脉采血操作质量标准

项目	操作质量标准
评估	·通过查看床头卡和腕带，认真查对床号、姓名、住院号 ·全面评估患者（评估患者病情、意识、认知、心理和合作程度） ·评估患者的肢体情况和静脉情况（正在进行的静脉药物治疗） ·评估穿刺部位皮肤情况：有无红肿、结节、疤痕、伤口等 ·评估患者病情，需空腹采血者了解是否空腹 ·解释操作方法、可能出现的不适及配合操作的方法，取得患者配合

续表

项目	操作质量标准
准备	·护士衣帽整洁，修剪指甲，洗手，戴口罩 ·环境满足操作需要，整洁、安全，安静、舒适 ·物品准备齐全，性能完好，放置合理
实施	·第一次查对 ·洗手、戴口罩、戴手套 ·系止血带、嘱患者握拳、选择血管；松开止血带，嘱患者松拳。安尔碘棉签消毒皮肤（以穿刺点为中心，直径不小于 5cm），在穿刺点上方 6~8cm 处系止血带 ·第二次核对 ·左手绷紧静脉下端皮肤，右手持采血针，针头斜面向上，刺入静脉、见回血后固定 ·根据不同的检验目的，按顺序将标本接入不同采血试管内至所需量。松止血带、松拳 ·快速拔针，按压穿刺部位 1~2 分钟至不出血为止，将采血针弃至锐器盒 ·第三次核对 ·观察患者采血后有无渗血、出血及血肿等情况 ·整理床单位，协助患者取舒适体位 ·脱手套，洗手、脱口罩 ·签名，必要时记录
效果评价	·在规定时间内完成操作 ·操作熟练、流畅，动作轻柔，应变能力强 ·全程与患者沟通交流，富有真情实感 ·语言、动作符合专业规范 ·具备爱伤观念 ·严格遵守查对原则、无菌原则 ·注意人文关怀，沟通时面带微笑，称呼合适，用语亲切

（刘　珂）

重点·笔记

第二十九章 心肺复苏术

【操作目的】

1. 通过实施基础生命支持技术，帮助患者建立循环、呼吸功能。
2. 保证重要脏器的血液供应，尽快促进心跳、呼吸功能的恢复。

【常用英文词汇】

cardiopulmonary resuscitation 心肺复苏术（CPR）
emergency medical service 急救医疗服务（EMS）
airway 气道
basic life support 基础生命支持（BLS）
carotid 颈动脉
circulation 循环
coma 昏迷
compression 按压
consciousness 意识
defibrillation 除颤
femoral 股动脉
sternum 胸骨
ventilation 通气
xiphoid 剑突

年龄界定：
成人：青春期及以上
儿童：1岁至青春期
婴儿：不足1岁，新生儿除外

【病例】

患者，男，55岁。因心前区疼痛急诊就诊，患者步入急诊科，在就诊时突然抽搐、意识不清。护士立即判断患者情况，行心肺复苏术。

抢救时医生下口头医嘱，执行护士应先复述一遍，双方确认无误方可执行，事后应及时据实补写医嘱。

【医嘱单】

深圳大学X医院

临 时 医 嘱 单

姓名： 性别：男 年龄：55岁 科室：急诊科 住院号： 床号：24

起始		医嘱内容	医生签名	护士签名	执行时间	执行者签名
日期	时间					
01-11	12:30	持续体外心脏按压 st				
01-11	12:30	持续人工通气 st				

【操作前准备】

1. 护士准备

衣帽整洁，指甲不过长且清洁，情绪镇定、动作敏捷。

2. 用物准备

心脏按压板、脚凳、人工呼吸膜（或纱布）、简易呼吸器、AED。

【操作步骤】

1. 评估现场

环视四周，保证安全。

2. 判断意识

抢救者位于患者右侧，双手轻拍患者肩部，并在患者两侧耳边大声呼唤，判断有无反应。

重点·笔记

婴儿判断意识的方法为拍足底。

3. 启动应急反应系统

（1）院内：呼叫医护人员，嘱其带抢救用物，记录抢救开始时间。

（2）院外：启动 EMS 系统，指定周围其中一人拨打 120，并取 AED 和急救设备，同时记录抢救时间。

4. 快速判断颈动脉搏动及呼吸

右手食指和中指指腹沿患者气管正中部位向近侧滑至胸锁乳突肌中段内侧（即喉结近侧旁开 2~3cm），检查颈动脉搏动。同时观察胸廓起伏，判断有无呼吸，判断时间小于 10 秒（图 29-1）。

婴儿检查肱动脉搏动。

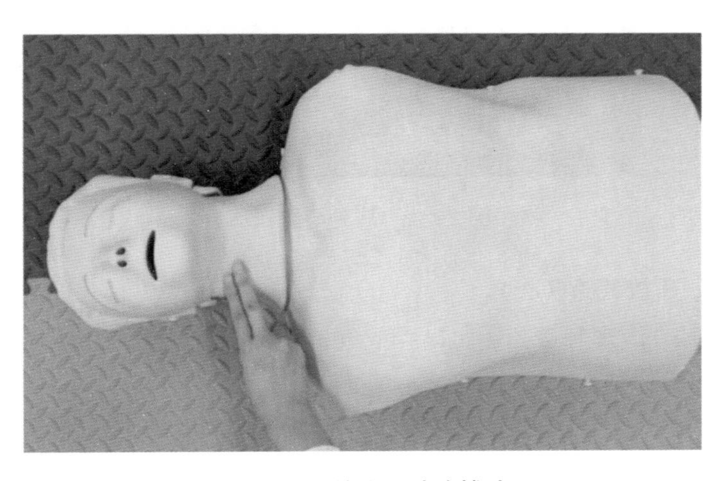

图 29-1　检查颈动脉搏动

重点·笔记

婴儿按压部位为两乳头连线正下方，采用双指按压（单人施救）或双拇指环绕按压（双人施救）。

注意手指不要使劲按压颏下软组织，以免阻塞气道。

5. 摆正体位

去枕仰卧于硬板床或地上（若为软床需垫心脏按压板），注意保护头颈部，使头、颈、躯干保持在同一轴线。解开患者衣扣和腰带。

6. 胸外心脏按压（C）

（1）按压部位：两乳头连线中点（男性、快速定位）或剑突上两横指处（女性）。

（2）按压方法：将一只手的掌根部置于按压部位，另一只手掌根重叠其上，十指交叉相扣，定位手五指翘起不接触胸壁；以手掌根部为着力点，双肘关节伸直，借助臂、肩和上身的力量，垂直向下用力按压（必要时踩脚凳）（图 29-2）。

（3）按压深度：成人至少 5cm，儿童和婴儿至少为胸部前后径 1/3（儿童约 5cm，婴儿约 4cm）。

（4）按压频率：100~120 次 / 分，每次按压后迅速放松，放松时手掌根不离开胸壁，保证胸廓充分回弹，按压与放松时间相等，每个循环记数：01、02、03……30。

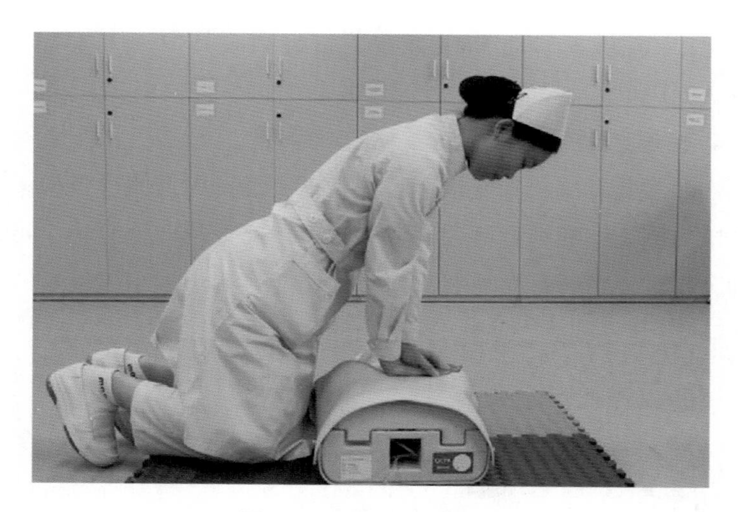

图 29-2　胸外心脏按压

7. 开放气道（A）

（1）清理呼吸道：如口腔或气道内分泌物或异物，予以清除，有义齿者应取下。

（2）仰头抬颏法：左手小鱼际置于患者前额，右手食指及中指并拢置于其下颏骨部中点右侧约 2cm 处，向上抬颏使头后仰，使下颌角与耳垂的连线与地面垂直（图 29–3）。

（3）托颌法：适用于疑似头、颈部创伤者。施救者位于患者头侧，以双肘为支撑，两手拇指位于患者口角旁，其余四指托住患者下颌角后方，在保证头部和颈部固定的前提下，将患者下颌向上抬起，使下齿高于上齿（图 29–4）。

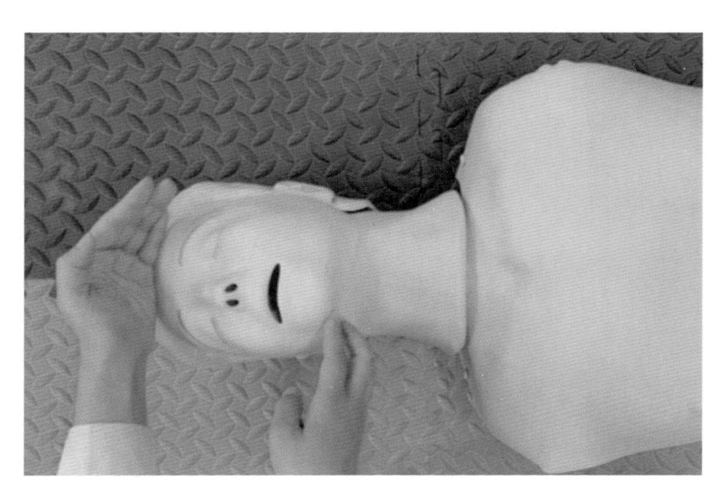

图 29–3　仰头抬颏法

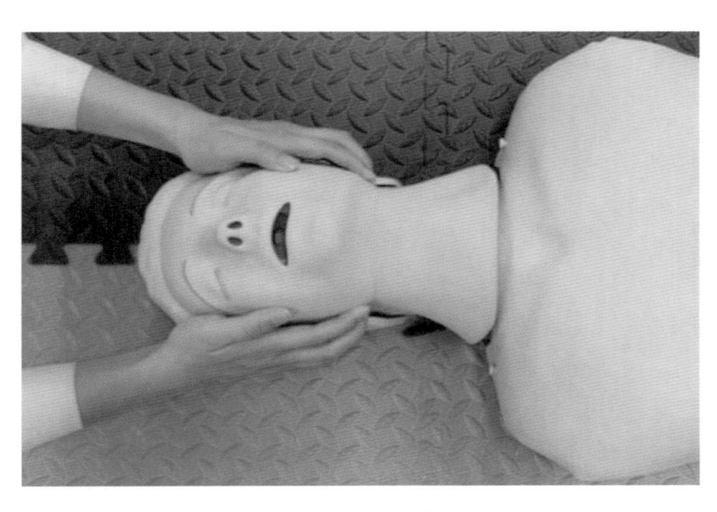

图 29–4　托颌法

8. **人工呼吸（B）**

（1）口对口人工呼吸：将人工呼吸膜（或纱布）置于患者口部，施救者左手拇指与示指捏紧患者鼻孔，双唇紧密包住患者口部吹气，持续 1 秒，使胸廓隆起；吹气毕，松开鼻孔，让气体自然由

重点·笔记

婴儿可采用口对口鼻人工呼吸。

有脉搏，没有正常呼吸，则给予人工呼吸，急救呼吸频率为：

成人：10~12 次 / 分

儿童或婴儿：20~30 次 / 分

按压与呼吸比：儿童和婴儿如有 2 名及以上施救者，按压与呼吸比为 15:2。

口鼻逸出；吹气 2 次，每个循环心里默数：1001、1002（下个循环计数 2001、2002，以此类推）。

（2）简易呼吸器：有氧情况下连接氧气，调节氧流量 10~12L/min，一手将面罩扣紧患者口鼻部（EC 手法）（图 29-5），另一手挤压气囊，持续 1 秒，观察到胸廓起伏，挤压与放松 2 次，此法常在双人心肺复苏时使用（图 29-6）。

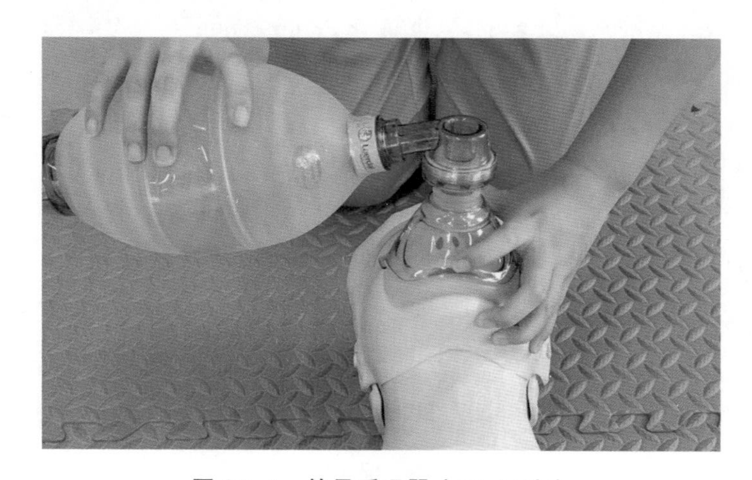

图 29-5　简易呼吸器（EC 手法）

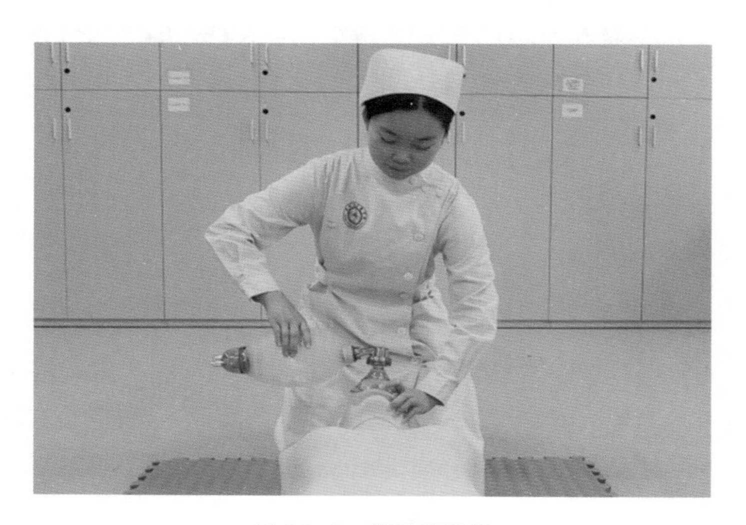

图 29-6　简易呼吸器

9. 继续第 2 个循环

胸外按压与人工呼吸比 30:2，至第 5 个循环。

10. 判断复苏效果

5 个循环后，再次检查颈动脉搏动和呼吸，观察循环征象（瞳孔、口唇、颜面、甲床、肢端等），判断时间小于 10 秒。

11. 记录

记录抢救结束时间。

12. 整理用物

协助患者取舒适体位、整理床单位；安慰患者，给予心理支持→整理其他用物（按医疗废物处理原则）。

13. 洗手，记录

洗手后及时记录患者的抢救过程及抢救结果。

【注意事项】

1. 胸外按压应平稳有规律地进行，不能间断。人员更替前，替换人员应提前做好准备，缩短无按压时间。按压要垂直向下用力，不可左右摆动。

2. 按压要用力均匀、适度，不可用力过猛，以免造成肋骨骨折、血气胸、肝脾破裂、心包积液等。

3. 胸外按压过程中，手掌根部不离开胸壁，确保按压位置准确，但不可每次按压后依靠在患者胸上，要使胸廓充分回弹。

4. 胸外按压与人工通气交替进行，再次按压时需重新定位。

5. 若在操作过程中 120 及时赶到并带来除颤器或旁观者取到 AED，若为可电击心律，要立即给予除颤 1 次，除颤后应立即 5 个循环心肺复苏。

6. 口对口人工呼吸或挤压球囊时，用力均匀、适度，不可过猛，避免过度通气。

【测试题】

患者，女，73 岁。不慎从楼梯摔下致呼吸、心跳停止，目击者行心肺复苏术。（1~2 题共用题干）

1. 行胸外心脏按压时，下列错误的是（　　）

A. 按压部位是胸骨中、下 1/3 交界处

B. 按压手法是右手掌压在左手背上

C. 垂直向下用力按压

D. 按压频率为 110 次 / 分

E. 按压深度使胸骨下陷 2~4cm

重点·笔记

2. 不属于心肺复苏有效指征的是（　　）

A. 大动脉可扪及搏动

B. 出现自主呼吸

C. 收缩压在 60mmHg 以上

D. 瞳孔散大

E. 皮肤、黏膜色泽转为红润

【评价标准】

心肺复苏术操作质量标准

<table>
<tr><th>项目</th><th colspan="2">操作质量标准</th></tr>
<tr><td>准备</td><td colspan="2">· 着装整齐，指甲修剪干净
· 物品准备齐全，性能完好</td></tr>
<tr><td>评估</td><td colspan="2">· 确认现场安全
· 判断患者意识
· 启动应急反应系统、记录抢救开始时间
· 检查脉搏和呼吸（位置准确，计时）</td></tr>
<tr><td rowspan="4">实施</td><td>胸外按压</td><td>· 去枕平卧，解衣领，松腰带
· 放置按压板
· 按压部位正确
· 按压方法正确
· 按压深度合适
· 按压频率合适
· 胸廓充分回弹
· 按压与放松时间 1∶1
· 30 次胸外按压</td></tr>
<tr><td>开放气道</td><td>· 清理呼吸道
· 开放气道手法准确</td></tr>
<tr><td>人工呼吸</td><td>· 口对口人工呼吸方法准确（简易呼吸器 EC 手法固定）
· 每次吹气时间为 1 秒
· 吹气 2 次
· 观察到胸廓隆起</td></tr>
<tr><td>循环操作</td><td>· 按压与呼吸比例正确
· 按压中断不超过 10 秒
· 再次按压时需重新定位
· 按压 5 个循环
· 判断复苏效果时机合适</td></tr>
</table>

续表

项目	操作质量标准	
实施	整理记录	·用物整理规范，洗手 ·记录抢救时间、过程及结果，记录及时、准确、完整
效果评价	·动作迅速、准确、有效 ·语言、动作符合专业规范 ·注意人文关怀，具备爱伤观念 ·胸外按压次数、深度、频率不达标，该项操作视为不合格 ·人工呼吸无效，该项操作视为不合格	

（张　瑶）

参考答案

第二章　无菌技术

1.C　2.D

第三章　穿脱隔离衣

1.B　2.A

第四章　铺备用床

答：枕头应横放于床头；床面不够平整。

第五章　铺暂空床

1.D

第六章　铺麻醉床

1.B　2.D

第七章　卧床患者更换床单位

1.C

第八章　轮椅运送法

1.C　2.B

第九章　平车运送法

1.E　2.D

第十章　特殊口腔护理

1.A　2.C　3.B

第十一章　温水拭浴法

1.B　2.D

3.答：枕后部位用冷易引起皮肤冻伤；心前区用冷可导致反射性心率减慢、心房纤颤或心室纤颤；腹部用冷易引起腹泻；足底用冷可导致反射性末梢血管收缩引起一过性冠状动脉收缩。

第十二章　生命体征测量

1.D　2.C

第十三章　鼻氧管给氧法

1.D　2.E

重点·笔记

第十四章　经口吸痰法

1.B　2.D

第十五章　鼻饲法

1.D　2.D

第十六章　一次性导尿术

1.A　2.C

第十七章　留取尿标本

1.C　2.E

第十八章　留置导尿术

1.C　2.E

第十九章　大量不保留灌肠

1.D　2.A　3.E

第二十章　小量不保留灌肠

1.E　2.C

第二十一章　保留灌肠

1.A　2.A　3.B

第二十二章　皮内注射法

1.D　2.B

第二十三章　皮下注射法

1.C　2.C

第二十四章　肌内注射法

1.B　2.C

第二十五章　静脉注射法

1.B　2.E

第二十六章　静脉输液法

1.A　2.B

第二十七章　静脉输血法

1.D　2.A

第二十八章　静脉血标本采集法

1.D　2.D

第二十九章　心肺复苏术

1.E　2.D

重点·笔记

参考文献

[1] 李小寒，尚少梅 . 基础护理学 [M]. 6 版 . 北京：人民卫生出版社，2017.

[2] 黄谨耘 . 常用基础护理操作教程及考核标准 [M]. 北京：中国轻工业出版社，2015.

[3] 段功香，李恩华 . 护理学基础 – 基本知识和技能（英文版）[M]. 北京：科学出版社，2004.

[4] 张美琴，邢爱红 . 护理综合实训 [M]. 北京：人民卫生出版社，2016.

[5] 陈翔，吴静 . 湘雅临床技能培训教程 [M]. 2 版 . 北京：高等教育出版社，2019.

[6] 中华护理学会内科专业委员会 . 成人氧气吸入疗法护理标准 [J]. 中华护理杂志，2020，55（supplement）：5–9.

[7] 姜保国，陈红 . 中国医学生临床技能操作指南 [M]. 3 版 . 北京：人民卫生出版社，2020.

[8] 万丽红，陈妙霞 . 基础护理学基本技能 汉英对照 [M]. 2 版 . 广州：广东科技出版社，2017.

[9] 美国心脏协会 .CPR 与 ECC 指南摘要 [EB/OL].2020. https://cpr.heart.org/en/resuscitation-science/cpr-and-ecc-guidelines